高职高专护理专业工学结合规划教材

传染病护理案例与同步训练

（第2版）

主　编　饶和平

副主编　陈　燕　金祥宁

编　者（按姓氏笔画顺序）

卢伟力（衢州市人民医院感染科）

邱惠萍（衢州职业技术学院医学院）

陈　燕（宁波卫生职业技术学院）

林丽红（衢州市人民医院感染科）

金祥宁（金华职业技术学院医学院）

饶和平（衢州职业技术学院医学院）

U0277137

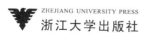
ZHEJIANG UNIVERSITY PRESS
浙江大学出版社

　　本教材为浙江省高校"十一五"重点建设教材《传染病护理》之配套教材。教材结合感染科护士岗位要求,设置了 24 个实用型护理案例。案例均来自临床,选择上综合考虑了《中华人民共和国传染病防治法》、临床常见病或危害较大的传染病,同时结合了国家护士执业资格考试内容。案例项目化,采用实际传染病医院病房分区的模式(按肝炎病区、普通传染病区、特殊传染病区、结核病区)来编排,充分体现工学结合教学模式,实用性强,有利于学生学习后举一反三,并可直接用于临床。本教材同时编写了大量同步训练题(包括名词解释、填空题、选择题、简答题等),所有题目均是临床基本理论与知识,也是教学重点内容。选择题分 A1、A2、A3 型题,与国家护士执业资格考试形式相接轨,工学结合特色明显。学生使用此辅助教材既可以强化"传染病护理"学习,提高学习效果,又可以将所学知识较好地运用到临床护理实践中,同时也对学生应考国家护士执业资格考试中有关传染病的内容起积极帮助作用。

　　本教材主要适用于全国高职高专护理专业、助产专业,也适用于中等专业学校护理专业,也可作为基层医疗卫生单位护理人员继续教育培训教材。

第 2 版前言

根据教育部《关于全面提高高等职业教育教学质量的若干意见》（教高〔2006〕16 号）、浙江省教育厅和浙江省财政厅《关于实施"十一五"期间全面提升高等教育办学质量和水平行动计划的通知》，以及浙江省教育厅《关于做好省高校重点教材建设工作》等有关文件精神，由衢州职业技术学院医学院饶和平教授主编的浙江省"十一五"重点建设教材《传染病护理》于 2010 年正式由浙江大学出版社出版，并在 2015 年编辑出版发行第 2 版。《传染病护理》配套教材《传染病护理案例与同步训练》于 2012 年在全国推广应用，至今已经 6 年。为适应传染病研究的进展，我们于 2018 年 1 月启动了《传染病护理案例与同步训练》（第 2 版）的编写工作。本教材结合感染科护士岗位要求，设置 24 个实用型护理案例及同步训练题。案例选择综合考虑《中华人民共和国传染病防治法》、临床常见病或危害较大的传染病，同时结合国家护士执业资格考试内容，将肺结核、手足口病、水痘、流行性腮腺炎、猩红热等内容编入教材。案例来自临床，做到每病一案，学生学习后可以达到举一反三的效果。在编写过程中同时对原教材少数错误之处进行了修订，对少数题目进行了更换。本教材编写人员由多所高职高专院校多年从事传染病教学研究的专业教师及临床一线的传染病科专家组成。此辅助教材既可以帮助学生强化传染病护理学习，提高学习效果，将所学知识较好地运用到临床护理实践中，又对学生应对国家护士执业资格考试中有关传染病的内容起积极帮助作用。本辅助教材体现先进性、科学性、启发性和实用性，内容上有明显创新，充分考虑了护理、助产工作岗位的要求。

本教材主要适用于高职高专护理专业、助产专业，也适用于中职护理专业。

在教材编写过程中衢州职业技术学院朱美香副教授及李胜琴副教授做了大量协助工作，在此表示感谢。由于编者能力和水平所限，教材中可能有错误之处，敬请广大读者和同行不吝赐教和批评指正。

饶和平

2018 年 10 月

第1版前言

根据教育部《关于全面提高高等职业教育教学质量的若干意见》(教高〔2006〕16号)、浙江省教育厅和浙江省财政厅《关于实施"十一五"期间全面提升高等教育办学质量和水平行动计划的通知》,以及浙江省教育厅《关于做好省高校重点教材建设工作》等有关文件精神,由衢州职业技术学院医学院饶和平教授主编的适合高职高专护理类专业使用的工学结合教材《传染病护理》于2010年由浙江大学出版社出版,该教材同时被立为浙江省"十一五"重点建设教材项目。为便于学生学习,提高学习效果,毕业后能更好地适应医疗卫生市场需求,2010年10月,我们组织金华职业技术学院医学院、宁波天一职业技术学院、衢州市人民医院、温州医学院附属第一医院专家对《传染病护理》配套教材编写进行了研究与论证,决定根据《传染病护理》教材及感染病科临床护士、社区护士岗位的任职要求,编写了本配套教材《传染病护理案例与同步训练》。

本辅助教材结合感染科护士岗位要求,设置了24个实用型护理案例,案例选择综合考虑《中华人民共和国传染病防治法》、临床常见病或危害较大的传染病,同时结合国家护士执业资格考试的内容,将肺结核、手足口病、水痘、流行性腮腺炎、猩红热内容编入。案例均来自临床,做到每病一案,学生学习后可以起到举一反三的作用,并可直接用于临床。为提高编写质量,使内容更贴近实际,本教材编写组由多所高职高专院校多年从事传染病教学研究的专业教师及临床一线的传染病科专家组成。此辅助教材既可以帮助学生强化传染病护理学习,提高学习效果,将所学知识较好地运用到临床护理实践中,又对学生应考国家护士执业资格考试中有关传染病的内容起到积极的帮助作用。在辅助教材编写过程中,既体现先进性、科学性、启发性和实用性,同时也在具体内容上有明显创新,充分考虑了护理、助产工作岗位的要求。

本教材主要适用于高职高专护理专业、助产专业,也适用于中等专业学校护理专业,也可作为基层医疗卫生单位护理人员继续教育培训教材。

由于编者能力和水平所限,教材中可能有错误之处,敬请广大读者和同行不吝赐教和批评指正。

饶和平

2011年10月

目　　录

项目一 传染病基本理论知识与同步训练

第一篇 传染病基本理论与知识(简要)

传染病是由病原微生物和寄生虫感染人体后产生的有传染性的疾病。传染病护理人员应具备以下基本素质:一是掌握常见传染病的基本知识、基本理论及护理措施;二是具有高度的责任感和同情心,做到细致、严密地观察病情,及时发现病情变化,迅速、准确地配合抢救工作;三是严格实施消毒隔离制度,履行传染病疫情报告职责;四是注重健康宣教工作,加强对患者及其家属等人群的传染病防治知识的宣传;五是做好传染病患者的心理护理。

第一部分 感 染

感染是指病原体侵入人体,人体与病原体之间相互作用的过程。构成感染的三要素是病原体、人体和环境。感染过程有病原体被清除、隐性感染、病原体携带状态、潜伏性感染和显性感染五种结果。一般来说,五种表现在一定条件下可相互转变,而隐性感染最常见。

一、隐性感染

隐性感染又称亚临床感染,是指病原体入侵人体后,仅引起机体发生特异性的免疫应答,而不引起或只引起轻微的组织损伤,因而在临床上不显出任何症状、体征及生化改变,只能通过免疫学检查才能发现。

二、病原体携带状态

病原体携带状态是指病原体侵入人体后,在人体内生长繁殖并不断排出体外,而人体不出现任何疾病状态,病原携带者为重要的传染源。病原携带者分健康病原携带者、潜伏期病原携带者、恢复期病原携带者。恢复期病原携带者持续时间在 3 个月以上的,称为慢性病原携带者。

(饶和平)

第二部分 传染病基本特征

传染病与其他疾病的主要区别,在于具有特异病原体、有传染性、有流行病学特征和感染后免疫四大基本特征。

一、传染性

传染性是指病原体由宿主体内排出，经一定途径传染给另一个宿主的特性。各种传染病都具有一定的传染性，这是传染病与其他感染性疾病的主要区别。传染病患者具有传染性的时期称为传染期，这是决定患者隔离期限的重要依据。

二、感染后免疫

感染后免疫是指人体感染病原体后，无论是显性感染还是隐性感染，均能产生针对病原体及其产物（如毒素）的特异性免疫，但感染后免疫的持续时间在不同传染病中有很大差异。

三、流行病学特征

流行病学特征包括流行性、季节性、地方性、年龄等各种特征。流行性是指传染病在一定条件下，能在人群中广泛传播蔓延的特性。按其强度可分为散发、流行、大流行、暴发。散发指某传染病在某地呈常年发病水平。流行指某种传染病的发病率显著高于当年常年发病率，而且波及一定的范围，如一个地区、一个省或全国。大流行指某传染病在一定时间内迅速蔓延，波及范围广，超出国界或洲界。暴发指在短时间（数日，通常为该病的潜伏期内）集中发生大量同种的传染病，这些病例多由同一传染源或共同的传播途径所引起。

（饶和平）

第三部分　传染病的临床特点

急性传染病病程发展有一定的阶段性，通常分为潜伏期、前驱期、症状明显期和恢复期四个阶段。潜伏期是指从病原体侵入至开始出现临床症状为止的时期。每一个传染病的潜伏期都有一个范围（最短、最长），是检疫观察、留验接触者的重要依据。前驱期是指从起病至症状明显出现为止的时期。前驱期中的临床表现通常是非特异性的。

有些传染病患者进入恢复期后，已稳定退热一段时间，但由于潜伏于组织内的病原体再度繁殖至一定程度，使初发病的症状再度出现，称为复发。有些患者在缓解期时，体温还未稳定下降至正常，病情又加重，体温再次升高，称为再燃。

（饶和平）

第四部分　传染病流行过程

传染病的流行过程是指传染病在人群中发生、发展和转归的过程。构成流行过程的三个基本条件（三个环节）是传染源、传播途径和易感人群，但传染病是否流行还受到社会因素和自然因素的影响。

传染源是指病原体已在体内生长繁殖并能将其排出体外的人或动物。传染源包括患者、隐性感染者、病原携带者和受感染的动物四个方面。隐性感染者由于无症状、体征或症状不明显而不易被发现，是重要传染源。慢性病原携带者不出现症状而长期排出病原体，有重要的流行病学意义。

常见传播途径有：①空气、飞沫；②水、食物；③日常生活接触；④虫媒叮咬；⑤血液；⑥土壤。

（饶和平）

第五部分　法定传染病

《中华人民共和国传染病防治法》（2004 年修订）将传染病分为甲、乙、丙三大类，共 37 种。

甲类传染病（2 种）：鼠疫、霍乱。

乙类传染病（25 种）：传染性非典型肺炎、艾滋病、病毒性肝炎、脊髓灰质炎、人感染高致病性禽流感、麻疹、流行性出血热、狂犬病、流行性乙型脑炎、登革热、炭疽、细菌性和阿米巴性痢疾、肺结核、伤寒和副伤寒、流行性脑脊髓膜炎、百日咳、白喉、新生儿破伤风、猩红热、布鲁氏菌病、淋病、梅毒、钩端螺旋体病、血吸虫病、疟疾。

丙类传染病（10 种）：流行性感冒、流行性腮腺炎、风疹、急性出血性结膜炎、麻风病、流行性和地方性斑疹伤寒、黑热病、包虫病、丝虫病，除霍乱、细菌性和阿米巴性痢疾、伤寒和副伤寒以外的感染性腹泻。

（饶和平）

第六部分　传染源管理

任何单位和个人发现传染病患者或者疑似传染病患者时，应当及时向当地疾病预防控制中心（CDC）或者医疗机构报告。

接触者是指曾经和传染源发生过接触的人（有可能成为新的传染源）。在该病的最长潜伏期内，对接触者，应按传染病性质不同采取不同的检疫措施（如医学观察、留验或预防接种）。早期发现病原携带者十分重要。为做到早期发现病原携带者，凡是传染病接触者，曾患过传染病者，流行区居民和服务性行业、托幼机构、供水行业的工作人员，应定时普查，以及时检出病原携带者。

针对患者要做到早发现、早诊断、早报告、早隔离、早治疗。

报告时间：①甲类传染病：为强制管理传染病，城镇要求发现后 2 小时、农村要求发现后 6 小时内上报；②乙类传染病：为严格管理传染病，城镇要求于发现后 6 小时内、农村要求于发现后不超过 12 小时上报；③丙类传染病：为监测管理传染病，要求发现后 24 小时内上报。

对乙类传染病中传染性非典型肺炎、炭疽中的肺炭疽和人感染高致病性禽流感，采取甲类传染病的报告、控制措施。

（饶和平）

第七部分　切断传播途径

应根据传染病的不同传播途径采取不同措施。消毒是切断传播途径的重要措施。消毒是指用化学、物理、生物的方法杀灭或消除环境中的致病微生物，使之达到无害化。未发现传染源，对可能受病原体污染的场所、物品和人体所进行的消毒措施，称为预防性消毒。对目前存在或曾经存在传染源的地区进行消毒,称为疫源地消毒。疫源地消毒又可分为:①随时消毒,指对传染源的排泄物、分泌物及其所污染的物品及时进行消毒。②终末消毒,当患者痊愈、转院或死亡后,对其原居住地进行的一次彻底消毒。消毒方法有物理消毒法和化学消毒法两种。为防止传染病发生,要积极开展爱国卫生运动和除"四害"(老鼠、蟑螂、苍蝇、蚊子)活动。

(饶和平)

第八部分　预防接种

保护易感人群,关键是提高人群免疫力。预防接种可以提高人体对某种传染病的特异性免疫力,从而有效地预防传染病。

一、预防接种常用疫苗

按照是否纳入国家免疫规划,疫苗分为第一类疫苗和第二类疫苗。第一类疫苗是指政府免费向公民提供,公民应当依照政府的规定受种的疫苗。第二类疫苗是指由公民自费并且自愿受种的其他疫苗。

国家免疫规划疫苗种类:2007年12月卫生部印发了关于《扩大国家免疫规划实施方案》的通知,将乙型肝炎、结核病、脊髓灰质炎、百日咳、白喉、破伤风、麻疹、甲型肝炎、流行性脑脊髓膜炎、流行性乙型脑炎、风疹、流行性腮腺炎、流行性出血热、炭疽和钩端螺旋体病等15种传染病可以通过接种疫苗有效预防的传染病纳入国家免疫规划。

儿童基础免疫疫苗种类:2007年我国《扩大国家免疫规划实施方案》提出在现行全国范围内使用的乙肝疫苗、卡介苗、脊灰疫苗、百白破疫苗、麻疹疫苗、白破疫苗等6种国家免疫规划疫苗的基础上,将甲肝疫苗、流脑疫苗、乙脑疫苗、麻腮风疫苗纳入国家免疫规划,对适龄儿童进行常规接种。

二、预防接种禁忌证、注意事项、常见反应与处理

(一)禁忌证

凡发热和患急性传染病、肝肾疾病、糖尿病、高血压病、妊娠3个月内或6个月以上、月经期应禁忌或暂缓接种。有过敏史者慎用动物血清制品;体温高于37.5℃,或一周内每日腹泻4次以上的儿童,严禁服用脊髓灰质炎活疫苗糖丸;正在接受免疫抑制剂治疗的,应尽量推迟常规的预防接种;近1个月内注射过丙种球蛋白者,不能接种活疫苗。

(二)注意事项

1. 掌握接种方法　严格遵照说明书规定,掌握好接种方法、剂量、次数和时间间隔,注意无菌操作。

2. 严格掌握禁忌证　做好解释、宣传,消除紧张、恐惧心理,争取家长和儿童的合作。

3. 检查生物制品　注意有无破损、变质、过期以及摇不散的凝块或异物等情况,并登记批号。

4. 做好接种后观察　各种生物制品均可引起其特有的异常反应,绝大多数人接种后不出现反应或反应轻微,个别人出现严重反应,接种后应观察30分钟。

（三）常见反应与处理

反应类型	表现	处理
局部反应	注射局部红肿浸润，根据纵横平均直径分为弱反应（≤2.5cm）、中反应（2.6～5.0cm）和强反应（＞5.0cm），凡发生局部淋巴结、淋巴管炎的均为局部强反应	轻度不作处理，其他可用毛巾热敷，或加用镇痛退热药。卡介苗的局部反应不能热敷或冷敷
全身反应	发热、头痛、全身不适、恶心、呕吐等为全身反应，体温在37.5℃以下称为弱反应，37.6～38.5℃为中反应，高于38.6℃为强反应	重者可对症处理。如红肿继续扩大，高热持续不退，应到医院诊治
晕厥	心慌、虚弱感、胃部不适或恶心、手心发麻等	注射前宣教，避免紧张或空腹。出现后立即让患者平卧，喂给糖水或温开水等
过敏性皮疹	接种后几小时至几天内出现	服用抗组胺药物
过敏性休克	注射后数分钟或半小时至两小时内出现面色苍白、烦躁不安、口唇青紫、四肢湿冷、血压下降、呼吸困难等	患儿平卧，头稍低，注意保暖，立即皮下或静脉注射 1:1000 肾上腺素，儿童为每次 0.01ml/kg，最大剂量 0.33ml（1/3 支），给予氧气吸入，并尽快转至医院抢救

（饶和平）

第九部分　传染病科分区及管理

传染病科分为清洁区、污染区和半污染区，简称传染病房的"三区"。进入传染病院或综合医院传染病科工作前必须熟练掌握分区情况，并严格遵守分区工作规范，防止交叉感染。

一、清洁区

凡未被病原微生物污染的区域称为清洁区，如医生护士办公室、示教室、值班室、配餐室、库房和工作人员使用的厕所等。

二、污染区

凡已被病原微生物污染或被患者直接接触和间接接触的区域称为污染区，这些区域是患者生活的地方及被患者排泄物、用物等污染的地区。

三、半污染区

有可能被病原微生物污染或被间接轻度污染的区域称为半污染区，如更衣室、治疗室、检验室、消毒室、走廊、楼梯和电梯等。

（林丽红）

第十部分　传染病患者护理评估

做好护理评估是正确实施疾病护理的首要步骤，对于传染病，护士除了对患者的健康史、身体状况、心理、社会、辅助检查资料进行评估以外,还需要对流行病学资料进行评估,才能得出完整的护理诊断。

1. 传染病患者的护理评估路径 询问病史(了解流行病学资料、症状、社会与心理状况)、护理体检(了解体征)、辅助检查资料(了解与疾病有关的结果)。

2. 流行病学资料 主要包括当地传染病流行史、职业、旅居地区、接触史、既往传染病史、饮食饮水卫生、环境卫生状况、蚊子叮咬史、疫苗接种史、年龄、性别、发病季节等。

3. 辅助检查资料 除了常规检查如血常规、尿常规、粪便常规、血液生化、超声波、X线、内镜等外,应该重视病原学检查、血清免疫学检查,尽早进行致病病原体、特异性抗原或抗体检测,这对护理评估及正确实施护理有重要意义。

通过对患者的健康史、身体、心理、社会状况进行全面评估,结合实验室检查结果,可以对患者作出正确护理评估。

(林丽红)

第十一部分　传染病患者常见症状体征及护理

一、发热

(一)常见热型

热型是传染病的重要特征之一,某些传染病常有独特的热型,具有鉴别诊断意义。常见热型有:①稽留热;②弛张热;③间歇热;④回归热;⑤马鞍热。

(二)发热患者的护理观察

观察主要内容有:出现发热的时间、热度、热型、体温的变化、原因或诱因,发热持续的时间(热程)、有无伴随症状。

(三)发热患者的护理措施

①休息;②降温知识指导(向患者及家属介绍降温方法、注意事项、体温计的使用等);③常用方法:物理降温加化学降温,物理方法有冷敷头部或大动脉,25%～50%酒精、32～36℃温水擦浴等;④监测体温;⑤加强口腔、皮肤护理;⑥补充营养及液体。

(四)发热患者的护理目标与评价

护理目标是通过健康指导使患者及其家属了解发热的相关知识,能配合护理,患者体温得到控制。护理评价:①患者及其家属能说出发热的相关知识,正确配合降温;②体温被控制并逐渐恢复正常,伴随症状缓解,未发生惊厥等并发症,患者感觉舒适;③感染渐被控制。

二、发疹

(一)常见发疹类型

发疹包括皮疹(外疹)和黏膜疹(内疹)两大类。皮疹的形态可分为4大类:①斑丘疹;②出血疹(瘀点瘀斑);③荨麻疹;④疱疹或脓疱疹。

(二)发疹患者的护理观察

观察内容主要有:皮疹(黏膜疹)类型、出现时间、出现顺序、分布及疹退后是否有脱屑、脱皮、结痂、色素沉着等变化,有无伴随发热等症状;出疹后患者自觉症状是否加重。

（三）发疹患者的护理措施

①保持局部皮肤清洁、干燥，每日温水清洗（禁用肥皂水），衣被宽松勤换洗。②床铺保持清洁。③做好局部护理，局部瘙痒患者，用炉甘石洗剂等局部涂擦；口腔黏膜疹者，用温水清洁口腔；合并溃疡者，局部可用3%过氧化氢溶液洗净后涂以冰硼散；避免进食过冷或过热食物；眼结膜充血、水肿者，应注意保持局部清洁，如可用生理盐水清洁眼痂，滴0.25%氯霉素眼药水。④观察皮疹或黏膜疹变化，做好记录。

（四）发疹患者的护理目标与评价

护理目标是：患者了解导致发疹的相关因素，受损的组织渐恢复正常。护理评价：①患者及其家属能主动配合护理；②损伤局部能保持清洁，无明显不适，受损组织逐渐恢复正常；未发生局部损伤、感染。

（林丽红）

第十二部分　传染病科隔离

隔离是指将传染病患者或病原携带者安置在指定的地方，与健康人和非传染病患者分开，便于管理传染源，切断传播途径，集中治疗和护理，防止传染和扩散。

隔离的种类及管理要求

隔离种类	适用范围	隔离要求
消化道隔离（棕色标志）	消化道传染病	①同病种患者可同住一室，实施床边隔离。②接触患者时需穿隔离衣，护理不同病种患者要更换隔离衣，接触患者或污染物品后及护理下一个患者前应严格消毒双手。③患者的生活用具应专用，用后要消毒，患者的呕吐物及排泄物应随时消毒，然后弃去。④室内保持无蝇、无蟑螂。
呼吸道隔离（蓝色标志）	呼吸道传染病	①同病种患者可同住一室，床间距至少2m。②患者外出应戴口罩，接近患者时应戴口罩，穿隔离衣、戴手套。③患者的呼吸道分泌物应先消毒后弃去，痰具每日消毒。病室通风；空气消毒。
血液/体液隔离（红色标志）	经血液及体液传播的传染病	①接触患者时要戴手套、穿隔离衣。工作中注意避免损伤皮肤，若手碰上了血液/体液要立即清洗。②血液污染室内物品表面时，用次氯酸钠溶液清洗消毒。③用过的针头、注射器浸入消毒液后送中心消毒室做毁形处理或使用一次性注射输液器械。④污染的物品应装袋、标记并送出销毁或清洗消毒处理。
严密隔离（黄色标志）	有高度传染性及致死性的传染病	①患者住单人房间，门口挂上"严密隔离"标志，房内物品专用，禁止随意开放门窗。传染期间，患者不得离开病室，禁止探视、陪住。②凡入室者必须戴帽子、口罩，穿隔离衣及隔离鞋、戴手套。③污染敷料装袋、贴标签，然后送去消毒处理。患者的分泌物、排泄物及其污染品应及时严格消毒处理。

续 表

隔离种类	适用范围	隔离要求
接触隔离 (橙色标志)	预防高度传染性及流行病学意义的感染	①接触患者时戴口罩、穿隔离衣、戴手套。 ②接触患者或污染物品以后以及护理下一个患者前要洗手。 ③污染物品要弃去,并装袋、贴签、送消毒处理。
结核菌隔离 (AFB隔离) (灰色标志)	肺结核、活动性结核者	①隔离室有特别通风设备,门窗关闭,同疗程者可同住一室。 ②医护人员接触患者及患者咳嗽时应戴口罩,防止工作服污染,穿隔离衣;接触患者或污染物后,护理下一患者前应洗手,可不戴手套。 ③污染物品应彻底清洗、消毒或弃去。
脓液/分泌物隔离(绿色标志)	防止由脓液或分泌物而引起的传播	①给患者换药时要戴口罩、穿隔离衣、戴手套。 ②接触患者、污染物后及护理下一个患者前要洗手。 ③污染物要弃去,并装袋、贴签,然后送去消毒处理。

(林丽红、饶和平)

第十三部分 传染病科消毒方法

消毒方法分物理消毒法和化学消毒法两大类。利用物理因素作用于病原体,将其清除或杀灭,称为物理消毒法。使用化学消毒剂,使病原体蛋白质凝固变性,或使其失去活性而将其杀灭的方法,称化学消毒法。

一、物理消毒法

物理消毒法包括煮沸消毒法、高压蒸汽灭菌法、预真空型压力蒸汽灭菌法和脉动真空压力蒸汽灭菌法、巴氏消毒法、火烧和干热灭菌法、紫外线消毒法、红外线消毒法和微波消毒法等。

煮沸消毒法简单易行,可杀死细菌繁殖体,但不易杀灭细菌芽孢。本法可用于处理传染病患者的剩余食物和被污染的棉织品、食具及金属、玻璃等制品。

高压蒸汽灭菌法效果较可靠,是医院最常用的消毒灭菌方法,用于耐高温、高湿的医用器械和物品的灭菌。

紫外线消毒法杀菌作用最强,有广谱杀菌作用,可以杀灭各种微生物,但对真菌孢子效果最差,细菌芽孢次之,对乙型肝炎病毒无效,主要用于室内空气、水和一般物品的表面消毒。紫外线直接照射人体能发生皮肤红斑、紫外线眼炎和臭氧中毒等。

二、化学消毒法

常用的化学消毒剂有:①含氯消毒剂,常用的有施康、漂白粉等;②氧化消毒剂,如过氧乙酸、高锰酸钾等;③醛类消毒剂,常用的有甲醛和戊二醛;④杂环类气体消毒剂,主要有环氧乙烷等;⑤碘类消毒剂,如2.5%碘酊和0.5%碘附;⑥醇类消毒剂,主要有75%乙醇;⑦其他消毒剂,如新洁尔灭、氯己定等。

含氯消毒剂为高效消毒剂,具有广谱、速效、低毒或无毒、有腐蚀性和漂白作用,适用于餐(茶)具、环境、水、疫源地等的消毒。过氧乙酸为高效消毒剂,具有广谱、低毒、对金属及织物有腐蚀性、稳定性差等特点,适用于耐腐蚀物品、环境及皮肤等的消毒与灭菌,常用消毒方法有浸泡(0.1%~0.5%)、擦拭(0.1%~0.5%)、喷洒(0.2%~0.4%)等。

　　碘附为中效消毒剂,速效、低毒,对皮肤黏膜无刺激并无黄染,对铜、碳钢等二价金属有腐蚀性,稳定性好,适用于皮肤、黏膜等的消毒,常用浸泡、擦拭等方法对物体进行消毒。乙醇为中效消毒剂,速效、无毒,对皮肤黏膜有刺激性,对金属无腐蚀性,易挥发、不稳定,适用于皮肤、环境表面及医疗器械的消毒等,常用浸泡和擦拭等方法对物体进行消毒。消毒用乙醇溶液浓度为75%。

(林丽红、饶和平)

第二篇　同步训练

一、名词解释

　　感染　隐性感染　传染性　暴发　流行性　潜伏期　传染源　复发　再燃　接触者
隔离　消毒　计划免疫　儿童基础免疫

二、常见基本问题

　　A. 传染病的基本特征是什么?

　　B. 发热患者的护理观察主要内容有哪些?

　　C. 发疹患者的观察内容主要有哪些?

三、填空题

　　A. 构成流行过程的三个环节是(　　　　)、(　　　　)和(　　　　)。

　　B. 甲类传染病是指(　　　　)和(　　　　)。

　　C. 传染病流行强度可分为(　　　　)、(　　　　)、(　　　　)和(　　　　)。

　　D. 发现传染病或者疑似传染病患者时,除了向本单位报告外,应当及时向(　　　　)报告。

　　E.《传染病防治法》规定,对乙类传染病中的(　　　　)、(　　　　)和(　　　　)三种传染病,必须采取甲类传染病的报告、控制措施。

　　F. 传染病科分为(　　　　)区、(　　　　)区和(　　　　)区。

　　G. 未发现传染源,对可能受病原体污染的场所、物品所进行的消毒措施,称为(　　　　)消毒。对目前存在或曾经存在传染源的地区进行消毒,称为(　　　　)消毒。

　　H. 构成感染的三要素是(　　　　)、(　　　　)和(　　　　)。

　　I. 传染病检疫措施分为(　　　　)和(　　　　)两大类。

四、选择题

【A1 型选择题】

1. 感染最常见的形式是 ……………………………………………………………(　　)

　　A. 病原体被清除　　B. 隐性感染　　　C. 病原体携带状态　　D. 潜伏性感染
　　E. 显性感染

2. 传染源包括患者、隐性感染者、病原携带者和受感染的动物四个方面。其中最具有流行病学意义的是 ……………………………………………………………(　　)

　　A. 患者　　　　　　B. 隐性感染者　　C. 病原携带者　　　　D. 受感染的动物
　　E. 以上都是

3. 确定隔离期的依据是 ………………………………………………………………(　　)

A. 潜伏期   B. 前驱期   C. 传染期   D. 最长潜伏期

E. 最短潜伏期

4. 有一患者进入恢复期后,已稳定退热一段时间,由于潜伏于组织内的病原体再度繁殖至一定程度,使初发病的症状再度出现,这称为 ·············· ( )

A. 复发   B. 复燃   C. 再燃   D. 再感染

E. 感染

5. 下列哪个属于甲类传染病 ·············· ( )

A. 霍乱   B. 传染性非典型肺炎

C. 艾滋病   D. 病毒性肝炎

E. 人感染高致病性禽流感

6. 在农村发现 AIDS,要求多少时间内向 CDC 报告 ·············· ( )

A. 2 小时   B. 6 小时   C. 12 小时   D. 24 小时

E. 48 小时

7. 在城市发现病毒性肝炎,要求多少时间内向 CDC 报告 ·············· ( )

A. 2 小时   B. 6 小时   C. 12 小时   D. 24 小时

E. 48 小时

8. 确定传染病检疫期限的主要依据是 ·············· ( )

A. 最长潜伏期   B. 平均潜伏期

C. 最短潜伏期   D. 疾病的危害程度

E. 传染病种类

9. 下列哪项不属于传染病患者评估的流行病学资料 ·············· ( )

A. 当地传染病流行史   B. 接触史

C. 饮食饮水卫生、环境卫生状况   D. 疫苗接种史

E. 发病症状

10. 皮疹是传染病患者常见体征,下列护理措施中错误的是 ·············· ( )

A. 保持皮肤清洁,每日用肥皂水清洗   B. 局部瘙痒可用炉甘石洗剂

C. 每日观察与记录皮疹变化   D. 保持床铺清洁,衣服宽松

E. 做好发疹患者的局部护理,局部瘙痒患者用 2% 甲紫等局部涂擦

11. 预防接种时出现晕厥,不正确的处理方式是 ·············· ( )

A. 不作处理   B. 可稍事休息   C. 立即平卧   D. 喝糖开水

E. 喝热开水

12. 物理消毒法中消毒效果最可靠的是 ·············· ( )

A. 紫外线   B. 高压蒸汽   C. 煮沸   D. 流动蒸汽

E. 微波

13. 最广泛、方便、经济的物理消毒方法是 ·············· ( )

A. 高压蒸汽   B. 微波   C. 煮沸   D. 焚烧

E. 紫外线

14. 消化道隔离与呼吸道隔离措施最主要的区别是 ·············· ( )

A. 同病种可住一室   B. 戴口罩

C. 分泌物、排泄物应消毒后再弃去   D. 戴手套

E. 穿隔离衣

15. 发热是传染病患者的常见症状,下列护理措施错误的是 ……………………………（　　）

A. 指导使用体温表　　　　　　　　　B. 全身发疹者要用酒精轻轻擦浴

C. 观察并记录体温变化　　　　　　　D. 高热惊厥者可用亚冬眠疗法

E. 遵照医嘱使用化学降温药

16. 下列血液隔离措施中哪种是错误的 ……………………………………………………（　　）

A. 污染的物品应装袋、标记并送出销毁或清洗消毒处理

B. 血液污染室内物品表面时,要立即用次氯酸钠溶液清洗消毒

C. 必要时,接触患者要戴手套、穿隔离衣

D. 用过的针头、注射器浸入消毒液后送中心消毒室做毁形处理或使用一次性注射输液器械

E. 护理患者必须戴手套、穿隔离衣

17. 在传染科,护士护理患者后,对手最常用的化学消毒法是 ……………………………（　　）

A. 漂白粉消毒　　　　　　　　　　　B. 过氧乙酸消毒

C. 酒精消毒或碘附消毒　　　　　　　D. 流动肥皂水

E. 甲醛消毒

【A2 型选择题】

1. 某儿童,预防接种注射后 15 分钟出现面色苍白、烦躁不安、口唇青紫、四肢湿冷、血压下降、呼吸困难。可能发生了 …………………………………………………………（　　）

A. 局部反应　　　B. 全身反应　　　C. 晕厥　　　　D. 过敏性皮疹

E. 过敏性休克

2. 有一患者入院第 6 天体温从 39℃ 逐渐下降至 37.5℃,住院第 9 天体温上升至 38.5℃,说明该患者可能发生了什么 ………………………………………………………（　　）

A. 复发　　　　　B. 再燃　　　　　C. 再感染　　　D. 重复感染

E. 不能确定

3. 一名 6 岁儿童注射麻腮风疫苗后突然出现面色苍白、手足冰凉、出冷汗、恶心呕吐,测量血压下降,此时护士应该采取的措施是 …………………………………………………（　　）

A. 立即注射 1∶1000 肾上腺素 0.3ml

B. 立即报告医生并注射 1∶1000 肾上腺素 0.3ml

C. 立即让患者平卧,喂给温开水

D. 立即让患者平卧,喂给糖水

E. 立即注射地塞米松 5mg

【参考答案】

一、名词解释

感染:指病原体侵入人体后,人体与病原体相互作用的过程。其三要素是病原体、人体(免疫力)和环境。

隐性感染:指病原体侵入人体后,多无临床表现,但通过免疫学检验发现有免疫应答(或已经被感染)。

传染性:指病原体从一个宿主向另一个宿主转移的特征。传染病患者排出病原体的整

个时期称为传染期,是制定隔离期的依据。

暴发:指在短时间(数日,通常为该病的潜伏期内)内集中发生大量同一种传染病,这些病例多由同一传染源或共同的传播途径所引起。

流行性:是指传染病在一定条件下,能在人群中广泛传播蔓延的特性。

潜伏期:是指从病原体侵入至开始出现临床症状为止的时期。

传染源:是指病原体已在体内生长繁殖并能将其排出体外的人或动物。传染源包括患者、隐性感染者、病原携带者和受感染的动物四个方面。

复发:是指疾病进入恢复期,已稳定退热一段时间,潜伏于组织内的原有病原体再次产生作用,症状再次出现。

再燃:是指疾病恢复期(如体温未下降至正常),体内原有病原体再次发生作用,症状加重。

接触者:是指在该病的最长潜伏期内曾经和传染源发生过接触的人(有可能成为新的传染源)。

隔离:是指将传染病患者或病原携带者安置在指定的地方,与健康人和非传染病患者分开,便于管理传染源,切断传播途径,集中治疗和护理,防止传染和扩散。

消毒:是指用化学、物理、生物的方法杀灭或消除环境中的致病微生物,使之达到无害化。

计划免疫:是指根据国家和地方对消灭传染病的要求,结合有关流行病学资料和国内通用的免疫程序,对易感人群有计划地进行生物制品的预防接种。

儿童基础免疫:是计划免疫的重要环节,要求适龄儿童完成百白破、卡介苗、脊髓灰质炎、麻疹四种生物制品的预防接种,预防相应的6种传染病,此外,浙江省还增加了乙肝疫苗。

二、常见基本问题

A. 传染病基本特征:特异病原体、有传染性、有流行病学特征和感染后免疫。

B. 发热患者的护理观察主要内容有:发热的时间、热度、热型、体温的变化、原因或诱因、发热持续的时间(热程)、有无伴随症状。

C. 发疹患者观察内容主要有:皮疹(黏膜疹)类型,出现时间、顺序、分布及疹退后是否有脱屑、脱皮、结痂、色素沉着等变化,有无伴随发热等症状;出疹后患者自觉症状是否加重。

三、填空题

A. 传染源 传播途径 易感人群

B. 鼠疫 霍乱

C. 散发 流行 大流行 暴发

D. 当地疾病预防控制中心(CDC)

E. 传染性非典型肺炎 炭疽中的肺炭疽 人感染高致病性禽流感

F. 清洁 污染 半污染

G. 预防性 疫源地

H. 病原体 人体 环境

I. 医学观察 留验

四、选择题

A1型选择题:1B、2C、3C、4A、5A、6C、7B、8A、9E、10A、11A、12B、13C、14B、15B、16C、17D

A2型选择题:1E、2B、3B

(饶和平、林丽红)

项目二 病毒性肝炎病区患者护理案例与同步训练

任务一 甲型病毒性肝炎

▶▶▶ 护理案例 ◀◀◀

病史摘要

何某,男,22岁,衢州市柯城区人。因发热、乏力、纳差、尿黄1周入院。入院体检:T 37.5℃,P 89次/分,R 20次/分,BP 128/75mmHg,神志清,精神软,皮肤、巩膜黄染,腹软,无压痛、反跳痛,肝大肋下一指,质软,脾肋下未及,移动性浊音阴性,双下肢无浮肿。辅助检查:抗HAV-IgM阳性,肝功能ALT 780U/L,AST 690.5U/L,胆红素80.6μmol/L,B超提示弥漫性肝病。入院诊断:急性黄疸型甲型病毒性肝炎。

工作过程

1. 护理评估要点 此患者临床诊断为急性甲型肝炎,护士应该将患者安置在肝炎病区甲肝病室。评估要点如下:①询问病史,重点是既往肝炎病史、饮食饮水卫生、环境卫生情况、肝炎接触史等。了解到本次症状主要是发热、乏力、纳差。②患者对肝炎的认识正确,心理状况较好,家庭经济状况较好。③护理体检,重要阳性体征是肝大肋下一指、皮肤及巩膜有黄疸。④实验室检查,如肝功能ALT明显升高,超过正常值19倍,胆红素升高超过正常值近5倍,抗HAV-IgM阳性,B超提示弥漫性肝病。

2. 主要护理问题 ①有传播感染的危险;②活动无耐力;③营养失调,低于机体需要量;④有发生潜在并发症重症肝炎的可能。

3. 护理目标 患者能正确认识甲型肝炎,知道其可治愈,不存在慢性化,积极配合护理。不出现重症肝炎,患者出院时症状消失、无黄疸、肝功能稳定。

4. 护理措施 ①实施肠道隔离3周(自发病之日起计算),与此患者有密切接触者医学观察45天。患者生活用具专用,接触患者后用肥皂和流动水洗手。②患者住院隔离期间要强调卧床休息。③给清淡易消化适合患者口味的维生素丰富的食物,静脉补充葡萄糖,由于有重症肝炎可能,应适当控制蛋白质摄入。④根据医嘱使用药物。以一般治疗及对症支持治疗为主,改善肝功能,如美能、促肝细胞生长素、苦黄、前列地尔等药。不采用抗病毒治疗。

⑤观察病情,主要内容是消化道症状、中毒症状、肝肾功能、肝 B 超等。⑥做好健康宣教,强调甲型肝炎虽然没有慢性可能,但可能引起重症肝炎,导致对患者的不利,需要患者积极配合治疗护理。甲型肝炎减毒活疫苗和人丙种球蛋白用于甲型肝炎的预防效果较好。强调做好环境卫生、饮食饮水卫生、食具消毒等工作,加强粪便管理,防止"病从口入"。

(饶和平)

➤➤➤ 同步训练 ◄◄◄

一、名词解释

甲型肝炎

二、常见基本问题

A. 甲型肝炎的预防措施是什么?

B. 甲型肝炎的流行特征是什么?

三、填空题

A. 甲型肝炎患者的隔离:自发病之日起(　　　)方式隔离(　　　)周。

B. 接触甲型肝炎患者的检疫方式是(　　　)共(　　　)天。

C. 甲型肝炎潜伏期平均是(　　　)周。

四、选择题

【A1 型选择题】

1. 下列哪项可作为急性甲型肝炎的诊断依据 ……………………………………（　）

A. 血清抗 HAV-IgM(＋)　　　　　　B. 抗 HAV-IgG(＋)

C. 粪中出现 HBV 相关抗原　　　　　D. 抗 HBc(＋)

E. 抗 HBe(＋)

2. 下列哪种抗体可在人体内保持多年,并具有免疫性 ……………………………（　）

A. 抗 HAV-IgG　　B. HBsAb　　　　C. 抗 HEV-IgG　　　D. HBeAb

E. 抗 HCV-IgG

3. 甲型肝炎患者在起病几周时粪便中排出病毒最多,传染性最强 ………………（　）

A. 1 周　　　　　　B. 2 周　　　　　C. 3 周　　　　　　D. 4 周

E. 5 周

4. 在甲型肝炎病程中哪期传染性最强 ……………………………………………（　）

A. 潜伏期　　　　B. 黄疸前期　　　C. 黄疸期　　　　D. 恢复期

E. 症状明显期

5. 关于甲型肝炎,下列哪项是错误的 ……………………………………………（　）

A. 早期诊断用免疫电镜查粪中的 HAV 抗原

B. 甲型肝炎病毒在体外细胞培养能增殖和传代

C. 在黄疸出现前大便中排病毒已达高峰

D. 早期诊断可测定血中特异性 IgG 抗体

E. 无慢性病例

6. 下列关于甲型肝炎减毒活疫苗的认识,错误的是 ……………………………（　）

A. 可预防甲型肝炎　　　　　　　　　B. 抗 HAV-IgG 阴性者需要接种

C. 接种后免疫期至少 5 年　　　　　　D. 抗 HAV-IgG 阳性者方可接种

E. 抗 HAV-IgM 阳性者不能接种

7. 近期与甲型肝炎患者有接触,如果需要接种人丙种球蛋白,应该在接触后几天内接种 ……………………………………………………………………………… ( )

A. 3 天　　　　B. 7 天　　　　C. 14 天　　　　D. 3～7 天　　　　E. 7～14 天

【A2 型选择题】

1. 患者,男,17 岁,近 10 天来食欲不振伴乏力、尿黄来医院就诊。检查:巩膜黄染,肝肋下 1.0cm,有轻度触痛,脾肋下未触及。化验:肝功能 ALT 980U/L,AST 560U/L,胆红素 69.5μmol/L,抗 HAV-IgM 阳性,HBsAg 阴性,抗 HBe 阴性,应诊断 ………… ( )

A. 甲型肝炎病毒携带者　　　　　　　　B. 急性甲型肝炎

C. 急性乙型肝炎　　　　　　　　　　　D. 被动获得甲型肝炎抗体

E. 被动获得乙型肝炎抗体

2. 患者,男,45 岁,近 3 天出现恶心、呕吐、尿黄来医院就诊。检查:巩膜黄染,肝脾未触及。化验:肝功能 ALT 450U/L,AST 510U/L,胆红素 86.5μmol/L,白蛋白 42g/L,球蛋白 35g/L,抗 HAV-IgM 阳性,乙肝五项全为阴性。对该患者当前的治疗原则是…… ( )

A. 应用干扰素抗病毒治疗为主要目的

B. 以保肝、降酶、退黄为主要目的,恢复正常肝功能,防止重型肝炎发生

C. 应用免疫调节药物,以抑制甲型肝炎病毒和丙型肝炎病毒的复制

D. 加强营养支持,适当药物治疗

E. 应用激素退黄

3. 患者,女,13 岁,近 2 天出现发热、食欲不振、恶心、呕吐来医院就诊。检查:巩膜黄染,肝肋下 1.0cm。就读学校有类似肝炎患者,具体型别不知,患者常到学校附近餐馆就餐。化验:肝功能 ALT 190U/L,胆红素 31.5μmol/L,乙肝三系全为阴性。为明确诊断,当前最需要检查 …………………………………………………………… ( )

A. 肝功能　　　　　　　　　　　　　　B. 乙肝三系

C. 甲肝抗体　　　　　　　　　　　　　D. 甲肝及戊肝病毒标志物

E. 甲、乙、丙、丁、戊肝炎病毒标志物

【A3 型选择题】

[1～5 题共用题干] 某幼儿园近半个月来连续发现 20 余名 3～4 岁幼儿精神差、乏力、食欲减退,其中 5 人巩膜发黄,发热,T 37.5～38.5℃。

1. 患者最可能是 …………………………………………………………………… ( )

A. 甲型肝炎病毒感染　　　　　　　　　B. 乙型肝炎病毒感染

C. 丙型肝炎病毒感染　　　　　　　　　D. 丁型肝炎病毒感染

E. 戊型肝炎病毒感染

2. 为尽快作出诊断,应立即进行哪项检查 …………………………………………… ( )

A. 血清胆红素　　　　　　　　　　　　B. 甲肝病毒相关抗体

C. 血清碱性磷酸酶　　　　　　　　　　D. 血清总蛋白

E. 血清胆碱酯酶

3. 对该幼儿园的幼儿,下列哪项处理最为合适 ……………………………………… ( )

A. 立即口服抗病毒中成药　　　　　　　B. 立即检查肝功能

C. 立即注射甲肝疫苗　　　　　　　　　D. 立即注射乙肝疫苗

　　E. 立即注射免疫球蛋白,然后注射甲肝疫苗

4. 对患者的护理诊断,下列哪项不是 ·· (　　)

　　A. 活动无耐力　　　　　　　　　　B. 有传播的危险

　　C. 营养失调,低于机体需要量　　　　D. 体温过高

　　E. 有并发重症的可能

5. 患者应该如何隔离 ·· (　　)

　　A. 血液隔离　　　B. 呼吸道隔离　　　C. 肠道隔离　　　D. 母婴隔离

　　E. 体液隔离

【参考答案】

一、名词解释

　　甲型肝炎:是由甲型肝炎病毒引起的以肝脏损害为主的传染病。临床表现为疲乏、食欲减退、厌油、肝大、肝功能异常,部分病例出现黄疸。表现为急性感染,至今未见慢性改变。

二、常见基本问题

　　A. 甲型肝炎的预防措施:①对易感人群接种甲型肝炎减毒活疫苗;②对密切接触甲型肝炎者接种丙种球蛋白;③做好饮食饮水卫生;④加强环境卫生、粪便管理,减少苍蝇污染食品;⑤甲型肝炎患者进行肠道隔离3周并进行治疗。

　　B. 甲型肝炎的流行特征:①散发为主,水源或食物被污染可引起暴发;②青少年多见,成年人相对感染较少。

三、填空题

　　A. 肠道　3

　　B. 医学观察　45

　　C. 2～6

四、选择题

　　A1 型选择题:1A、2A、3A、4B、5D、6D、7E

　　A2 型选择题:1B、2B、3D

　　A3 型选择题:1A、2B、3E、4D、5C

(饶和平)

任务二　乙型病毒性肝炎

▶▶▶ 护理案例 ◀◀◀

病史摘要

　　肖某,男,41岁,工人,江西九江市人。因食欲减退、乏力、恶心半个月,小便及皮肤发黄7天住院。体检:T 36.7℃,P 88次/分,R 10次/分,BP 105/70mmHg。全身皮肤及巩膜黄染,肝剑突下2cm,肋下1cm,质地中等,触痛阳性。腹部移动性浊音阳性,其他体征未见异常。发育、营养良好,精神尚可,生活能自理。肝功能 ALT 300U/L,胆红

素 45μmol/L。免疫学检查:HBsAg(＋),HBcAb(＋)。以急性乙型肝炎收住入院。

入院治疗第 7 天患者出现厌食、呕吐,黄疸加深,述腹胀,并有急躁现象,查肝功能 ALT 100U/L,胆红素 90μmol/L,肝剑突下不能触及,腹部移动性浊音明显。

 ## 工作过程

1. 护理评估要点 此患者临床诊断为急性乙型肝炎,护士应该将患者安置在肝炎病区乙肝病室。评估要点如下:①询问病史,重点是既往肝炎病史、个人史、家族史、肝炎接触史和乙肝疫苗预防接种史等。了解到本次症状主要是食欲减退、乏力、恶心;入院第 7 天出现厌食、呕吐、黄疸加重,有腹胀、急躁现象。②患者对肝炎的认识不正确,存在焦虑心理,家庭经济状况不好。③护理体检,重要阳性体征是肝大、皮肤及巩膜有黄疸、腹部移动性浊音阳性;入院第 7 天出现肝萎缩。④实验室检查,如肝功能 ALT 升高、胆红素升高,入院第 7 天胆红素进一步升高,HBsAg(＋),HBcAb(＋),肝脾 B 超未做。

2. 主要护理问题 ①有传播感染的危险;②活动无耐力;③营养失调,低于机体需要量;④潜在并发症:出血、肝肾综合征;⑤焦虑;⑥缺乏对肝炎的正确认识。

3. 护理目标 症状消失,肝功能稳定,患者清楚隔离与消毒、科学饮食与休息的要求,抗病毒药物的使用及注意事项,明确随诊复查的主要内容与要求。

4. 护理措施 ①对患者实施血液与接触隔离,做好有关物品消毒工作,如患者餐具煮沸10 分钟以上,手接触患者用具后先用肥皂和流动水洗手,再用 0.5％过氧乙酸泡手 1～2 分钟;0.2％～0.5％过氧乙酸在室温作用 10～30 分钟,也可作外科移植物的消毒剂。3％漂白粉精可用于清洗器皿和餐具。②患者为急性重症,需要绝对卧床休息。③患者应低蛋白饮食,每天蛋白质摄入＜0.5g/kg。限制水盐摄入,每天钠限制在 500mg(氯化钠 1.2～2.0g)以下,进水量每天不超过 1000ml。如果肝功能白蛋白较低,那么需要静脉输入白蛋白,根据医嘱执行。④根据医嘱来使用改善肝功能、预防出血、纠正肝性脑病的药物,如维生素 K、维生素 C、肌苷、ATP、辅酶 A、茵栀黄、垂盆草、天门冬氨酸钾镁、乙酰谷酰胺、谷氨酸钠、精氨酸、支链氨基酸等。⑤做好病情观察,主要内容有生命体征、消化道症状、中毒症状、精神经症状、皮肤黏膜出血倾向、尿量、腹水情况、继发感染情况、肝肾功能、凝血功能、电解质及酸碱平衡、用药效果及反应等。⑥做好与患者的沟通,做好患者心理护理,加强肝炎的健康宣教,如乙肝的传播途径、乙肝疫苗的使用、饮食与休息、病情观察等。

(饶和平)

▶▶▶ 同步训练 ◀◀◀

一、名词解释

病毒性乙型肝炎　HBV 感染的窗口期　HBV-DNA　慢性 HBsAg 携带者　血清转换 YMDD 变异　ALSS(人工肝支持系统)

二、常见基本问题

A. HBV 血清标志物及临床意义是什么?

B. 乙肝疫苗的正确使用方法是什么?

C. 重症肝炎的临床表现是什么?

D. 干扰素的主要不良反应是什么?

E.肝性脑病的产生机制及预防措施是什么？

三、填空题

A.关于肝炎饮食，重症乙型肝炎应限制（　　　　）饮食，慢性肝炎出现腹水应限制（　　　　）和（　　　　）。

B.目前抗乙肝病毒的常用药物分（　　　　）和核苷酸类［如（　　　　）、（　　　　）等］两大类。

C.预防乙肝的两种生物制品是（　　　　）和（　　　　）。

D.乙肝的传播途径是（　　　　）传播、（　　　　）传播和（　　　　）传播。

四、选择题

【A1 型选择题】

1.下列哪项不符合慢性肝炎的诊断标准 ···（　　）

A.病程 2 个月以上　　　　　　　B.肝功能 ALT 轻度异常，且反复

B.A/G 比例倒置　　　　　　　　D.可有黄疸

E.可反复出现食欲不振

2.下列关于肝炎患者饮食的叙述，正确的是 ···································（　　）

A.慢性肝炎——低蛋白饮食　　　B.急性肝炎——清淡饮食

C.急性重症肝炎——高蛋白饮食　D.慢性肝炎——可适当饮酒

E.亚急性重症肝炎——高蛋白饮食

3.HBV 病毒基因链何区变异可能引起重型肝炎 ·······························（　　）

A.S 区　　　　B.X 区　　　　C.前 C 区　　　　D.P 区

E.C 区

4.肝炎患者出血的主要原因是 ···（　　）

A.血管壁受损　　　　　　　　　B.凝血因子合成减少

C.维生素 K_1 吸收障碍　　　　　D.红细胞破坏严重

E.蛋白质合成减少

5.急性黄疸型肝炎患者黄疸形成的主要机制是 ·······························（　　）

A.毛细胆管胆栓形成，胆汁排泄受阻　B.血管内溶血

C.胆道梗阻　　　　　　　　　　D.肾脏对胆红素的排泄障碍

E.肝细胞对胆红素的摄取、结合及分泌障碍

6.确定乙型肝炎病毒现症感染且病毒复制的最佳依据是 ·····················（　　）

A.HBsAg 阳性　　　　　　　　　B.HBV-DNA 阳性

C.ALT 水平明显上升　　　　　　D.HBeAg 阳性

E.有明确的乙型肝炎接触史，现有明显的消化道症状和肝功能损害的证据

7.反映肝炎和肝损伤程度的最佳指标是 ···（　　）

A.ALT　　　　　　　　　　　　B.ALT 与 AST 比值

C.临床症状　　　　　　　　　　D.肝组织病理

E.肝大

8.以下不是判断重症肝炎指标的是 ···（　　）

A.出现肝性脑病

B.出现酶胆分离

  C.白蛋白/球蛋白比例倒置

  D.黄疸严重,血清总胆红素超过正常值10倍以上

  E.ALT单项升高

9.乙肝"大三阳"不包括 ·· ( )

  A.HBsAg阳性 B.抗HBe阳性 C.HBeAg阳性 D.抗HBc阳性

  E.抗HBc-IgM阳性

10.下列哪项提示HBV复制开始减少,传染性降低 ·················· ( )

  A.HBcAb IgM(＋)   B.HBsAb

  C.HBeAb   D.HAVAb

  E.抗HBc阳性

11.下列措施对防治肝性脑病无帮助的是 ·························· ( )

  A.静滴支链氨基酸   B.口服新霉素

  C.用碱性肥皂水洗肠,保持大便通畅 D.口服乳果糖

  E.静滴精氨酸

12.乙肝患者的隔离方式是 ··· ( )

  A.血液隔离   B.接触隔离

  C.消化道隔离   D.母婴隔离

  E.血液隔离加接触隔离

13.急性乙型肝炎病毒感染的窗口期是 ···························· ( )

  A.HBsAg(－)、抗HBs(＋)、HBeAg(－)、抗HBe(－)、抗HBc(－)

  B.HBsAg(－)、抗HBs(－)、HBeAg(－)、抗HBe(－)、抗HBc(＋)

  C.HBsAg(－)、抗HBs(－)、HBeAg(－)、抗HBe(－)、抗HBc(－)

  D.HBsAg(－)、抗HBs(－)、HBeAg(－)、抗HBc(＋)

  E.HBsAg(－)、抗HBs(－)、抗HBe(＋)、抗HBc(＋)

14.重型肝炎早期腹水产生的主要原因为 ·························· ( )

  A.门脉高压

  B.低蛋白血症

  C.肝内增殖的结节压迫血窦,肝淋巴液回流受阻

  D.醛固酮增多导致水钠潴留

  E.静脉输液过多,且尿量减少

15.某护士在给一HBsAg阳性、HBeAg阳性患者采血时,不幸刺破手指。下列哪项处理最为重要 ··· ( )

  A.立即酒精消毒

  B.接种乙肝疫苗

  C.肌注高价乙肝免疫球蛋白

  D.肌注高价乙肝免疫球蛋白,2周后接种乙肝疫苗

  E.定期复查肝功能和HBV-DNA

16.乙肝疫苗的接种程序(时间与针次)是 ·························· ( )

  A.0、1、2月三针 B.1、2、6月三针 C.1、3、6月三针 D.0、2、6月三针

  E.0、1、6月三针

17. 密切接触急性乙肝患者的接触者应该医学观察几天 ·················· (　　)

    A. 30 天　　　　　　B. 40 天　　　　　　C. 45 天　　　　　　D. 50 天

    E. 60 天

18. 拉米夫定治疗乙肝,每天剂量是 ···································· (　　)

    A. 100mg　　　　　B. 150mg　　　　　C. 200mg　　　　　D. 250mg

    E. 300mg

【A2 型选择题】

1. 某患者,病程一个月,肝大,皮肤黄疸,伴瘙痒,肝功能检查 ALT 60U/L,尿胆红素(＋＋),尿胆原(－),尿胆素(＋),HBsAg(＋),首先考虑 ···················· (　　)

    A. 急性黄疸型肝炎(乙型)　　　　　B. 急性无黄疸型肝炎(乙型)

    C. 淤胆型肝炎(乙型)　　　　　　　D. 慢性肝炎

    E. 急性乙型肝炎

2. 某急性黄疸型肝炎患者,病后第 15 天出现嗜睡、消化道出血,黄疸加剧,肝未触及,胆红素 141μmol/L,ALT 40U/L,应诊断 ·························· (　　)

    A. 急性重症肝炎　　　　　　　　　B. 亚急性重症肝炎

    C. 慢性重症肝炎　　　　　　　　　D. 淤胆型肝炎

    E. 以上都有可能

3. 患者,男,42 岁,17 年前发现 HBsAg 阳性,20 余天来觉乏力,食欲减退,近 1 周出现皮肤黄染。体检:重病容,精神萎靡,皮肤、巩膜深度黄染,无肝掌、蜘蛛痣,有腹胀,肝脾未扪及,腹水征阳性,ALT 80U/L,白蛋白 30g/L,球蛋白 35g/L,总胆红素 600μmol/L,凝血酶原活动度 24%,诊断应考虑 ···················· (　　)

    A. 急性重症肝炎　　　　　　　　　B. 亚急性重症肝炎

    C. 慢性重症肝炎　　　　　　　　　D. 急性黄疸型肝炎

    E. 慢性肝炎重度

4. 患者,25 岁,男性,一周来食欲不振,检查:ALT 1300U/L,血清总胆红素 30μmol/L,甲型肝炎 IgG 抗体(＋),HBsAg(－),HBeAg(－),抗 HBc-IgM(＋),本例可能性最大的临床诊断是 ·································· (　　)

    A. 急性甲型肝炎　　　　　　　　　B. 慢性乙型肝炎

    C. 急性乙型肝炎　　　　　　　　　D. 乙型肝炎病毒携带者

    E. 急性甲型肝炎合并黄疸型乙型肝炎

5. 患者,18 岁女生,1 年前体检中发现 HBsAg 阳性,无症状,肝功能及肝活检均正常,近 1 周来发热、乏力、恶心、尿黄。入院检查:ALT 1200U/L,血清总胆红素 68.4μmol/L,HBsAg阳性,抗 HBc 阳性,甲型肝炎抗体 1:20 阳性,2 周后复查,甲型肝炎抗体 1:160阳性,该病例诊断可能性最大的是 ··························· (　　)

    A. 慢性乙型肝炎轻度　　　　　　　B. 慢性乙型肝炎中度

    C. 慢性乙型肝炎重度　　　　　　　D. 甲型肝炎

    E. 乙型肝炎合并甲型肝炎

【A3 型选择题】

  [1～5 题共用题干]　患者,男,23 岁,半年来腹胀、乏力、食欲减退,体检:巩膜无黄染,无肝掌、蜘蛛痣,腹平软,肝右肋下 1.5cm,脾侧位可扪及,肝功能检查 ALT 100U/L,白蛋白

38g/L,球蛋白 35g/L,胆红素正常,凝血酶原活动度为 76%。

1. 本病例诊断是 ………………………………………………………………（　　）
   A. 急性无黄疸型病毒性肝炎　　　　　　B. 慢性轻度病毒性肝炎
   C. 慢性中度病毒性肝炎　　　　　　　　D. 慢性重度病毒性肝炎
   E. 慢性病毒性肝炎伴肝硬化

2. 为进一步明确诊断,下列哪项检查十分关键 ……………………………（　　）
   A. 血常规　　　　B. 粪便常规　　　　C. 尿常规　　　　D. 乙肝三系
   E. 肝 B 超

3. 如病原学检查诊断为乙型肝炎且 HBeAg、HBV-DNA 阳性,最佳抗病毒药物应选择
   ………………………………………………………………………………（　　）
   A. 干扰素 α-2b　　　　　　　　　　　B. 阿昔洛韦
   C. 抗乙肝免疫核糖核酸　　　　　　　　D. 聚肌胞注射剂
   E. 猪苓多糖注射液

4. 下列哪个不是该患者的护理诊断 …………………………………………（　　）
   A. 有传播的可能　　　　　　　　　　　B. 营养失调:低于机体需要量
   C. 活动无耐力　　　　　　　　　　　　D. 潜在并发症:出现药物不良反应
   E. 焦虑

5. 在护理该患者过程中护士被乙肝患者的血液污染了的针头刺破了皮肤,该护士原
   HBsAb 阳性,应采取的措施是 ……………………………………………（　　）
   A. 注射乙肝疫苗　　　　　　　　　　　B. 干扰素治疗
   C. 注射高效价乙肝免疫球蛋白　　　　　D. 用碘消毒皮肤
   E. 口服拉米夫定

[6～10题共用题干] 　患者,女,35 岁,农民。因小便及皮肤发黄 4 天,发热、食欲减退、恶心呕吐 1 天住院。入院检查:T 38.7℃,P 80 次/分,R 10 次/分,BP 120/70mmHg。全身皮肤及巩膜黄染,肝肋下 1cm,质地软,触痛阳性,其他体征无异常。精神尚可,生活能自理。肝功能检查:ALT 200U/L,胆红素 28μmol/L。免疫学检查:HBsAg(－),HBeAg(＋),HBcAb(＋),抗 HAV-IgG(＋)。既往体健。

6. 该患者入院时最可能的临床诊断是 ………………………………………（　　）
   A. 急性黄疸型肝炎(乙型肝炎)
   B. 急性重型肝炎(乙型肝炎)
   C. 急性黄疸型肝炎(乙型合并甲型肝炎)
   D. 急性重型肝炎(乙型合并甲型肝炎)
   E. 亚急性重型肝炎(乙型合并甲型肝炎)

7. 下列哪个不是该患者入院时最主要的护理诊断 …………………………（　　）
   A. 活动无耐力　　　　　　　　　　　　B. 潜在并发症:肝性脑病
   C. 营养失调　　　　　　　　　　　　　D. 焦虑
   E. 有传播感染的危险

8. 该患者入院治疗第 5 天出现厌食、呕吐,黄疸加深,述腹胀,并有急躁现象,查肝功能
   ALT 80U/L,胆红素 70μmol/L,肝剑下不能触及,腹部移动性浊音明显。说明病情
   可能发生了什么变化 ………………………………………………………（　　）

A. 急性黄疸型肝炎   B. 急性重型肝炎

C. 慢性重型肝炎   D. 亚急性重型肝炎

E. 急性无黄疸型肝炎（重型）

9. 该患者住院第5天正确的饮食原则是 ……………………………………………（　　）

A. 高蛋白饮食   B. 高蛋白饮食、低盐饮食

C. 限制蛋白饮食   D. 限制蛋白饮食、低盐饮食

E. 限制蛋白饮食、低盐饮食、限制进水

10. 该患者最主要的隔离方式是 ……………………………………………………（　　）

A. 血液隔离   B. 消化道隔离   C. 接触隔离   D. 呼吸道隔离

E. 肠道隔离

[11～15题共用题干]　患者，男，45岁，7年来反复乏力、纳差，曾多次血检HBsAg（＋），肝功能反复异常。5天前田间劳动后感明显乏力，进食无味，伴呕吐、腹胀。检查：肝病面容、肝掌、蜘蛛痣，皮肤明显黄染，散在瘀斑，肝脾肿大，有腹水。辅助检查：血清白蛋白28g/L，总胆红素180μmol/L，凝血酶原时间28秒（正常人对照14秒），HBV-DNA 4.0×10^{7}copies/ml。

11. 该病例的诊断是 ………………………………………………………………（　　）

A. 急性重型乙型肝炎   B. 亚急性重型乙型肝炎

C. 慢性重型乙型肝炎   D. 中度慢性乙型肝炎

E. 重度慢性乙型肝炎

12. 该病例是在下列哪种情况基础上发生的 ………………………………………（　　）

A. 酒精性肝硬化   B. 营养不良性肝硬化

C. 血吸虫病性肝硬化   D. 慢性乙型肝炎或肝硬化

E. 原发性胆汁性肝硬化

13. 以下哪项不是病情重症化的指标 ………………………………………………（　　）

A. 血清胆红素明显升高   B. 凝血酶原时间明显延长

C. 明显的肝病面容、肝掌、蜘蛛痣   D. 高度乏力、腹胀

E. 明显的消化道症状

14. 乙肝病毒的特点是 ……………………………………………………………（　　）

A. 一种DNA病毒   B. 分外膜与核心两部分

C. 逆转录病毒   D. 复制水平与逆转录活性相关

E. 以上都是

15. 本病例首选的抗病毒药物是 …………………………………………………（　　）

A. 干扰素   B. 拉米夫定   C. 利巴韦林   D. 金刚烷胺

E. 齐多夫定

【参考答案】

一、名词解释

病毒性乙型肝炎：是由乙型肝炎病毒引起的以肝损害为主的传染病。

HBV感染的窗口期：当HBV感染时，表面抗原已经消失而表面抗体未出现前，在血液中只能检出HBcAb IgM的时期。

HBV-DNA：即HBV基因组，是HBV分子生物学标记，分为长的负链（L）和短的正链

(S)两段。L链分为S区、C区、P区和X区。

慢性HBsAg携带者:指HBsAg持续6个月以上阳性,无任何临床症状和体征,肝功能正常者。

血清转换:指HBeAg消失而抗HBe产生。

YMDD变异:指乙型肝炎患者,其病毒自发性酪氨酸—蛋氨酸—天门冬氨酸—天门冬氨酸变异,临床上在使用抗病毒药物后,有些病例会发生这种变异,从而影响疗效。

ALSS(人工肝支持系统):指通过体外的机械或理化装置,暂时取代肝脏的部分功能,清除各种有害物质,代偿肝脏的代谢功能,使肝细胞得以再生直至肝脏修复或等待机会进行肝移植。

二、常见基本问题

A. HBV血清标志物及临床意义:

标志物	临床意义
HBsAg(表面抗原)	提示HBV感染
HBsAb(抗HBs)(表面抗体)	对乙肝有免疫力,可能既往感染或接种过乙肝疫苗
HBeAg(e抗原)	提示HBV活动性复制能力和传染性强
HBeAb(抗Hbe)(e抗体)	表示HBV复制能力减弱,传染性减弱
HBcAb IgM阳性(或高滴度抗HBc)	提示急性HBV感染
HBcAb IgG阳性(或低滴度抗HBc)	提示既往HBV感染
HBV-DNA	病毒活动性复制能力、传染性强
DNA-P	病毒活动性复制能力、传染性强
前S_1蛋白(PreS$_1$)	HBV存在和复制
抗PreS$_1$	提示对HBV有免疫力
前S_2蛋白(PreS$_2$)	HBV存在和复制
抗PreS$_2$	提示对HBV有免疫力

B. 乙肝疫苗的正确使用方法:采用0、1、6月的接种程序;每次10～20μg(基因工程疫苗),高危人群可适当加大剂量;上臂三角肌内注射;接种后抗HBs阳转表示接种成功。接种成功5年后应检测抗HBs水平,如果少于10mU/ml,强化注射一次。

接种对象是:HBV感染指标阴性者或新生儿。

C. 重症肝炎的临床表现:严重的消化道症状和中毒症状;黄疸迅速加深,血清总胆红素≥171μmol/L,或每天上升≥171μmol/L,出现胆酶分离;肝浊音界进行性缩小;患者有出血倾向或发生出血,PTA≤40%;出现精神神经系统症状,肝性脑病Ⅱ度以上;明显的腹水、中毒性鼓肠、肝臭、血氨升高;出现功能性肾衰竭。

D. 干扰素的主要不良反应:注射局部触痛性红斑;流感样症候群;一过性骨髓抑制;精神异常(可表现为抑郁、妄想症、重度焦虑等精神病症状)等。

E. 肝性脑病的产生机制:血氨升高、支链/芳香氨基酸平衡失调(下降)、假性神经递质。

预防:低蛋白饮食、口服诺氟沙星抑制肠道细菌等以减少氨的产生和吸收;静脉用醋谷胺、谷氨酸钠、精氨酸、门冬氨酸钾镁降血氨;用左旋多巴对抗假性神经递质;输入支链氨基酸,纠正支链/芳香氨基酸平衡失调。

三、填空题

A. 蛋白质　水　盐

B. 干扰素　拉米夫定　阿德福韦酯

C. 乙肝疫苗　HBIG

D. 血液　母婴　密切接触

四、选择题

A1 型选择题:1A、2B、3C、4B、5E、6B、7A、8E、9B、10C、11C、12E、13E、14D、15D、16E、17C、18A

A2 型选择题:1C、2B、3C、4C、5E

A3 型选择题:1B、2D、3A、4E、5D、6A、7A、8B、9E、10A、11C、12D、13C、14D、15B

（饶和平）

任务三　丙型病毒性肝炎

▶▶▶ 护理案例 ◀◀◀

病史摘要

周某某,男,23 岁,农民,衢州市柯城区航埠镇人,因反复乏力、纳差 2 年余,加重 30 天入院。1 个月前到浙江某省级医院拟诊慢性丙型病毒性肝炎,建议行干扰素针联合利巴韦林抗病毒治疗。入院体检:T 36.8℃,P 79 次/分,R 19 次/分,BP 108/66mmHg,慢性肝病容,未见蜘蛛痣及肝掌,巩膜无黄染,淋巴结未肿大,腹壁静脉无曲张,腹软,无压痛、反跳痛,肝脾肋下未及,移动性浊音阴性,双下肢无浮肿。辅助检查:抗 HCV 阳性,HCV-RNA 1.06×10^5 copies/ml,B 超提示弥漫性肝病,肝功能 ALT 76.7U/L,AST 45.9U/L,胆红素 12.4μmol/L,入院诊断为慢性丙型病毒性肝炎。

工作过程

1. 护理评估要点　此患者临床诊断为慢性丙型病毒性肝炎,护士应该将患者安置在肝炎病区丙肝病室。评估要点如下:①询问病史,重点是既往输血史、肝炎病史、肝炎接触史等。了解到本次症状主要是乏力、纳差。②患者对肝炎的认识不正确,存在焦虑心理,家庭经济较好。③护理体检,重要阳性体征为慢性肝病容。④实验室检查,如肝功能 ALT 轻度升高,抗 HCV 阳性,HCV-RNA 阳性,B 超提示弥漫性肝病。

2. 主要护理问题　①有传播感染的危险;②活动无耐力;③营养失调,摄入量低于机体需要量;④潜在并发症:肝性脑病等;⑤焦虑;⑥缺乏对肝炎的正确认识。

3. 护理目标　症状消失,肝功能稳定,患者清楚如何隔离与消毒、科学的饮食与休息方法,知道抗病毒药物的使用及注意事项,明确随诊复查的主要内容与要求。

4. 护理措施　①对患者实施血液与接触隔离,做好有关物品消毒工作;②患者为慢性肝炎,有症状及肝功能轻度异常,需要适当卧床休息;③饮食应清淡、易消化;④根据医嘱来使用改善肝功能、预防肝性脑病、抗病毒等的药物,如维生素 K、维生素 C、肌苷、ATP、辅酶 A、茵栀黄、垂盆草、普通干扰素 α-2b 联合利巴韦林抗病毒治疗;⑤做好与患者的沟通、心理护理及健康宣教,特别强调传播途径和抗病毒药物的使用与观察;⑥护理观察,主要观察内容有消化道症状、中毒症状、肝肾功能、电解质及酸碱平衡、用药效果及反应等。

(饶和平)

▶▶▶ 同步训练 ◀◀◀

一、名词解释

　　丙型肝炎　　HCV-RNA　　胆酶分离

二、常见基本问题

　　A. 干扰素治疗的绝对禁忌证是什么?

　　B. 抗病毒治疗的目的是什么?

三、填空题

　　A. 丙肝的潜伏期为(　　　　　　　　　　)。

　　B. 丙肝的传染源形式有(　　　　　　)、(　　　　　　)和(　　　　　　　　)。

　　C. 血液中检出抗 HCV 阳性表示(　　　　　　　　　　)。

四、选择题

【A1 型选择题】

1. 丙肝的主要传播途径是 ·· (　　)

　　A. 粪—口　　　　　　B. 血液　　　　　　C. 生活密切接触　　D. 母婴

　　E. 消化道

2. 下列最易变异的病毒是 ·· (　　)

　　A. HAV　　　　　　B. HBV　　　　　　C. HCV　　　　　　D. HDV

　　E. HEV

3. 密切接触丙肝者应该如何检疫 ·· (　　)

　　A. 医学观察 45 天　　B. 医学观察 30 天　　C. 留检 45 天　　　D. 留检 30 天

　　E. 医学观察 60 天

4. 下述关于丙型肝炎的叙述,错误的是 ··· (　　)

　　A. 病毒易变异,它是一种 DNA 病毒　　　B. 多为慢性,易发生肝硬化和肝癌

　　C. 以血液传播为主　　　　　　　　　　D. 易发生肝脂肪变性

　　E. 病毒易变异,它是一种 RNA 病毒

5. 诊断丙型肝炎的最可靠依据是 ·· (　　)

　　A. 有输血史,ALT 异常,其他病毒标志物阴性

　　B. 有临床症状,ALT 异常,抗 HCV 阳性

　　C. 肝功能异常,抗 HCV 阳性,HCV-RNA 阳性,有输血史

　　D. 抗 HCV 阳性,有输血史

　　E. HCV-RNA 阳性

6.重型肝炎、肝性脑病发生的机制比较复杂,因素较多,但以下哪一项不是常见原因 ………………………………………………………………………………… (　　)

  A.血氨增高   B.短链脂肪酸、色氨酸等储积

  C.假神经递质作用   D.脑水肿

  E.支链氨基酸减少

【A3 型选择题】

[1~3题共用题干] 患者,女,45 岁,因患乳腺癌在 3 个月前行乳腺癌根治术,术中曾输血 800ml,最近查肝功能发现 ALT 150U/L,进一步检查发现甲肝抗体阳性,抗 HBs 阳性,抗 HCV 阳性,丁肝和戊肝抗体均阴性。

  1.该病例最可能的诊断是 ………………………………………………………… (　　)

    A.手术后谷丙转氨酶升高   B.输血后甲型肝炎

    C.输血后乙型肝炎   D.输血后丙型肝炎

    E.输血后病毒性肝炎,甲、乙丙型肝炎病毒重叠感染

  2.最佳治疗方案是 …………………………………………………………………… (　　)

    A.以"保肝"治疗为主   B."保肝"治疗+阿昔洛韦

    C."保肝"治疗+猪苓多糖   D."保肝"治疗+α 干扰素

    E."保肝"治疗+泼尼松

  3.如不给予特殊治疗,最常见的疾病转归是 …………………………………… (　　)

    A.转变为黄疸型肝炎   B.转变为重症肝炎

    C.痊愈   D.转变为淤胆型肝炎

    E.转变为慢性肝炎

[4~7题共用题干] 患者,男,30 岁,乏力、纳差 10 余天,体检:无明显黄疸,肝右肋下1cm,脾未扪及。肝功能检查:血清 ALT 120U/L。2 个月前因溃疡病出血,输血 1000ml,术后恢复顺利。

  4.该病例首先考虑 …………………………………………………………………… (　　)

    A.甲型病毒性肝炎   B.乙型病毒性肝炎

    C.丙型病毒性肝炎   D.丁型病毒性肝炎

    E.戊型病毒性肝炎

  5.为进一步明确病原,应首先考虑检查 ………………………………………… (　　)

    A.抗 HAV-IgM   B.抗 HEV

    C.HAV-RNA   D.HCV-RNA

    E.HEV-RNA

  6.如 HCV-RNA 阳性,确诊为急性输血后丙型肝炎的最佳治疗方案是 ……… (　　)

    A."保肝"治疗+泼尼松   B."保肝"治疗+干扰素

    C."保肝"治疗+利巴韦林   D."保肝"治疗+胸腺素

    E."保肝"治疗+阿昔洛韦

  7.此患者主要隔离方式是 ………………………………………………………… (　　)

    A.血液隔离   B.接触隔离   C.血液加接触隔离   D.母婴隔离

    E.肠道隔离

【参考答案】

一、名词解释

丙型肝炎:指由丙型肝炎病毒引起的以肝脏损害为主的传染病。临床表现为疲乏、食欲减退、厌油、肝大、肝功能异常,部分病例出现黄疸。表现为急性感染及慢性感染。

HIV-RNA:是丙型肝炎病毒分子生物学标志物,HCV-RNA 阳性是病毒感染和复制的直接标志。定量测定有助于了解病毒复制程度、抗病毒治疗的选择及疗效评估等。

胆酶分离:重型肝炎时,ALT 不随胆红素的增高而上升(黄疸迅速加深),反而下降,出现胆酶分离。

二、常见基本问题

A.干扰素治疗的绝对禁忌证:妊娠、精神病史(如严重抑郁症)、未能控制的癫痫、未戒断的酗酒/吸毒者、未经控制的自身免疫性疾病、失代偿期肝硬化、有症状的心脏病、治疗前中性粒细胞计数<$1.0×10^9$/L 和治疗前血小板计数<$50×10^9$/L。

B.抗病毒治疗目的:抑制病毒复制,减少传染性,改善肝功能,减轻肝组织病变,提高生活质量,减少或延缓肝硬化和 HCC 的发生。

三、填空题

A.2 周～6 个月

B.急性患者　慢性患者　病毒携带者

C.丙肝病毒感染

四、选择题

A1 型选择题:1B、2C、3A、4A、5C、6D

A3 型选择题:1D、2D、3E、4C、5D、6B、7C

（饶和平）

任务四　戊型病毒性肝炎

▶▶▶ 护理案例 ◀◀◀

病史摘要

陈某某,男,40 岁,衢州市巨化人,因乏力、纳差、尿黄、腹泻 1 周入院。入院体检:T 37.6℃,P 69 次/分,R 18 次/分,BP 139/81mmHg,神志清,精神软,未见肝掌、蜘蛛痣,皮肤、巩膜黄染,腹软,无压痛、反跳痛,肝肋下 2cm、剑突下 1cm,质中、边锐,无触痛,脾肋下未及,移动性浊音阴性,双下肢无浮肿。辅助检查:抗 HEV-IgM 阳性,肝功能:ALT 1551U/L,AST 1154U/L,胆红素 105.64μmol/L,B 超提示肝内钙化灶。入院诊断:急性黄疸型戊型病毒性肝炎。

工作过程

1. 护理评估要点 此患者临床诊断为急性戊型肝炎,护士应该将患者安置在肝炎病区戊肝病室。评估要点如下:①询问病史,重点是既往肝炎病史、饮食饮水卫生、环境卫生情况、戊型肝炎接触史等。了解到本次症状主要是乏力、纳差、腹泻。②患者对肝炎的认识不正确,心理状况欠佳,家庭经济一般。③护理体检,重要阳性体征是肝大肋下2cm、皮肤及巩膜有黄疸。④实验室检查,如肝功能ALT、AST严重升高,超过正常值30倍以上,胆红素升高,超过正常值6倍,抗HEV-IgM阳性,B超提示肝内钙化灶。

2. 主要护理问题 ①有传播感染的危险;②活动无耐力;③营养失调,低于机体需要量;④有潜在并发症重症肝炎的可能;⑤焦虑。

3. 护理目标 能正确认识戊型肝炎,知道其可治愈,不存在慢性化,但可再次感染,患者能积极配合护理。不出现重症肝炎,患者出院时症状消失、无黄疸、肝功能稳定。

4. 护理措施 ①实施肠道隔离3周(自发病之日起计算),与此患者有密切接触的接触者医学观察60天。患者生活用具应专用,接触患者后用肥皂和流动水洗手。②患者住院隔离期间要强调卧床休息。③给清淡易消化适合患者口味的含维生素丰富的食物,静脉补充葡萄糖。由于有重症可能,应适当控制蛋白质摄入。④根据医嘱来使用药物,以一般治疗及对症支持治疗为主,改善肝功能,如采用异甘草酸苷、苦黄、前列地尔、阿托莫兰护肝及白蛋白、血浆支持治疗等,不采用抗病毒治疗。⑤做好健康宣教,强调戊型肝炎虽然不会慢性,但可能引起重症肝炎,导致对患者的不利,需要患者积极配合治疗护理。戊型肝炎治愈后产生的免疫抗体持续时间短,可再次感染。预防重点是强调环境卫生、饮食饮水卫生、食具消毒等工作,防止"病从口入",护理人员给予必要的卫生指导。

(饶和平)

▶▶▶ 同步训练 ◀◀◀

一、常见基本问题

戊型肝炎患者及接触者如何隔离?

二、填空题

A. 血清抗HEV-IgM(+)表示( )。血清抗HEV-IgG(+)表示( ),此抗体在机体保存时间不超过12个月,( )免疫力。

B. 戊型肝炎治疗原则:( )治疗为主,( )采用抗病毒治疗。

三、选择题

【A1型选择题】

1. 下列哪项是错误的 ……………………………………………………………( )

A. 甲型肝炎少见慢性病程　　　　　　B. 乙型肝炎易呈慢性过程

C. 丁型肝炎少见慢性病程　　　　　　D. 丙型肝炎易呈慢性过程

E. 戊型肝炎多呈急性过程

2. 对于突然出现无其他原因可解释的食欲不振、乏力和肝大的患者,为尽快作出诊断,应立即做下列哪项检查 ……………………………………………………( )

A. 血清胆红素　　　　　　　　　　　B. 血清谷丙转氨酶

C.血清碱性磷酸酶　　　　　　　　D.血清胆碱酯酶

E.血清胆固醇

3.3岁儿童,入幼儿园时体检发现 HBsAg 阴性,HBeAg 阳性,抗 HBc 阳性,抗 HEV-IgG(＋),肝功能 ALT 30U/L,最可能的诊断是 ……………………………………　(　　)

A.无症状 HBsAg 携带者伴急性戊型肝炎

B.慢性乙型肝炎轻度伴慢性戊型肝炎

C.慢性乙型肝炎中度伴急性戊型肝炎

D.HBV 既往感染伴慢性戊型肝炎

E.急性无黄疸型乙型肝炎

【A3 型选择题】

[1～4题共用题干]　患者,女,15岁,发热、食欲减退1周,神志欠清1天。体检:皮肤、巩膜轻度黄染,躁动不安,有扑翼样震颤,肝右肋下未扪及,实验室检查:ALT 160U/L,总胆红素 90μmol/L,抗 HBs 阳性,抗 HBc 阴性,抗 HAV-IgM 阴性,抗 HEV-IgG 阳性。既往体健,无输血史。

1.最可能的临床诊断是　……………………………………………………　(　　)

A.急性黄疸型肝炎　　　　　　　　B.急性重症型肝炎

C.亚急性重症肝炎　　　　　　　　D.慢性重症型肝炎

E.淤胆型肝炎

2.最可能的病原学诊断是　………………………………………………………　(　　)

A.甲型病毒性肝炎　　　　　　　　B.乙型病毒性肝炎

C.丙型病毒性肝炎　　　　　　　　D.丁型病毒性肝炎

E.戊型病毒性肝炎

3.对本例患者临床诊断分型最有价值的实验室检查是　……………………　(　　)

A.血常规　　　　B.尿常规　　　　C.脑脊液检查　　　D.凝血酶原活动度

E.血浆蛋白测定

4.下列哪项处理不恰当　……………………………………………………………　(　　)

A.精氨酸　　　　B.西咪替丁　　　C.氨基酸注射剂　　　D.苯巴比妥

E.20％甘露醇

【参考答案】

一、常见基本问题

戊型肝炎患者及接触者的隔离措施:①患者肠道隔离3周(自发病之日起);②接触者医学观察60天。

二、填空题

A.急性感染戊型肝炎　急性感染戊型肝炎　无

B.对症及支持　不

三、选择题

A1 型选择题:1C、2B、3A

A3 型选择题:1B、2E、3D、4D

(饶和平)

项目三 特殊病区患者护理案例与同步训练

任务一 霍 乱

▶▶▶ 护理案例 ◀◀◀

病史摘要

患者,男,34 岁,渔民,舟山人。因腹泻、呕吐 4 小时入院。体检:T 36.8℃,P 90 次/分,R 10 次/分,BP 80/50mmHg,中度脱水貌,皮肤弹性差,其他体征未见异常。实验室检查:粪检水样便,可见少量白细胞,涂片镜检可见革兰阴性弧菌,粪便培养结果未出。

工作过程

1.护理评估要点 此患者临床诊断为霍乱,护士应将患者安置在霍乱病区单独病室。评估要点如下:①详细询问患者近期饮食史,了解到其饮食中每天几乎不离海鲜,且于今天上午出现了上吐下泻的现象。②患者生于海边,对霍乱有一定的了解,有一定的恐惧心理,家庭经济状况良好。③护理体检发现患者血压偏低,中度脱水貌,皮肤弹性较差。④实验室检查显示水样便,涂片镜检可见革兰阴性弧菌。

2.主要护理问题 腹泻;体液不足;恐惧。

3.护理目标 患者症状消失,腹泻、呕吐停止,能正确对待自己的病情,恐惧心理缓解,知道科学的饮食、休息、用药方法。

4.护理措施 ①隔离:患者严格按甲类传染病进行消化道隔离,隔离至症状消失 6 天后,并每天大便培养致病菌 1 次,至连续 3 次阴性为止,密切接触者应检疫 5 天,且给予预防性服药。②消毒:重点在于防止消化道传播,应加强饮水消毒和食品管理,对患者和带菌者的粪便物及其污染物品均应严格消毒。生活用具专用。③休息:患者应绝对卧床休息,减少搬动,协助床旁排便,严重者最好卧有孔床,床下对孔放置便器。④饮食:泻吐剧烈者暂禁食,不剧烈者可给予流质饮食,少食易产气、不易消化的食物,恢复期可予半流质饮食。⑤根据医嘱用药:注意其疗效及副作用,尤其要注意补液的护理(包括液体的种类、性质、数量,补液的速度及方法),并注意观察病情。⑥做好与患者的沟通,了解患者顾虑、困难,满足其合理需求。加强健康宣教,做好患者的心理护理。

(金祥宁)

➤➤➤ 同步训练 ◂◂◂

一、名词解释

吊脚痧　绞肠痧　O139 型霍乱弧菌

二、常见基本问题

A. 霍乱患者主要的临床特征有哪些？

B. 简述霍乱的预防措施。

C. 简述霍乱的治疗原则。

三、填空题

A. 霍乱传染源为（　　　）和（　　　），隔离方式为（　　　）。

B. 霍乱主要通过（　　　）、（　　　）、（　　　）和（　　　）等形式进行传播。

C. 霍乱治疗原则主要是（　　　）治疗。

四、选择题

【A1 型选择题】

1. 下述哪项不是霍乱流行的特点 ·· （　　　）

　　A. 主要传染源为患者　　　　　　　　B. 经粪—口途径传播

　　C. 病后免疫力持久　　　　　　　　　D. 人群普遍易感

　　E. 夏秋季多见

2. 典型霍乱病例最常见的症状是 ·················· （　　　）

　　A. 畏寒、发热　　　B. 呕吐　　　　C. 腹泻　　　　D. 腹部疼痛

　　E. 肌肉痛性痉挛

3. 下面哪项不是典型霍乱的特征 ·················· （　　　）

　　A. 先泻后吐　　　B. 轻度腹痛　　　C. 无里急后重　　　D. 便后腹部有轻快感

　　E. 大便常为水样或黄水样

4. 切断霍乱传播途径的最佳措施是 ·················· （　　　）

　　A. 加强锻炼　　　B. 加强粪管　　　C. 加强水改　　　D. 搞好饮食卫生

　　E. 以水改、粪管、搞好饮食卫生为中心的综合措施

5. 霍乱传染性最强的是 ······························ （　　　）

　　A. 典型患者　　　B. 轻型患者　　　C. 带菌者　　　D. 隐性感染者

　　E. 慢性患者

6. 霍乱在补液治疗过程中出现急性肺水肿时应 ·················· （　　　）

　　A. 给强心药继续输液　　　　　　　　B. 减慢输液速度

　　C. 立即停止输液　　　　　　　　　　D. 观察下继续输液

　　E. 给予脱水剂

7. 治疗霍乱的重要措施为 ·················· （　　　）

　　A. 禁食保暖　　　B. 补液治疗　　　C. 抗生素治疗　　　D. 激素治疗

　　E. 对症治疗

8. 下列关于霍乱隔离（方式和时间）的叙述，错误的是 ·················· （　　　）

　　A. 按甲类传染病隔离

　　B. 按消化道隔离

C.隔离至症状消失后 6 天、大便培养隔日一次连续 2 次阴性

D.隔离至症状消失后 6 天、大便培养隔日一次连续 3 次阴性

9.下列关于霍乱的流行特征,哪项是错误的 ………………………………………( )

A.以夏秋季流行为主 　　　　　　　B.对我国来说是外来性疾病

C.主要在沿江沿海分布 　　　　　　D.热带地区多见

E.我国也是霍乱的发源地

10.以下关于霍乱补液原则,错误的是 ……………………………………………( )

A.早期、快速、足量 　　　　　　　B.先盐后糖

C.先快后慢 　　　　　　　　　　　D.纠酸抗休克

E.见尿补钾

【A2 型选择题】

1.患者粪便涂片染色镜检细菌呈鱼群样排列,可能是什么感染 ………………( )

A.副溶血弧菌 　B.霍乱弧菌 　C.大肠杆菌 　D.痢疾杆菌

E.伤寒杆菌

2.患者,男,26 岁,无痛性腹泻半天,大便为黄水样,伴呕吐 2 次。最大可能是什么病……( )

A.菌痢 　　　　　　　　　　　B.细菌性食物中毒

C.伤寒早期 　　　　　　　　　D.霍乱

E.副溶血性弧菌食物中毒

3.患者,男,23 岁,无痛性腹泻、呕吐、脱水性休克,补液治疗首选哪种液体 ……( )

A.541 液 　　　B.2∶1 液 　　　C.生理盐水 　　　D.ORS 口服液

E.儿童腹泻溶液

4.患者,男,25 岁,泄吐水样物,诊断为霍乱,应进行哪种隔离 ………………( )

A.消化道隔离 　B.呼吸道隔离 　C.虫媒隔离 　D.接触隔离

E.床边隔离

5.患者,男,30 岁,上吐下泻半天,怀疑霍乱,下列哪项检查可确诊 …………( )

A.粪便常规检查 　B.粪便涂片染色 　C.粪便培养 　D.血清凝集实验

E.以上都可以

【A3 型选择题】

[1～5 题共用题干] 患者,男,40 岁,渔民,福建泉州人,因泄吐米泔水样物 6 小时,神志不清 1 小时入院。患者病前一天吃过海鱼。入院体检:T 35.8℃,P 108 次/分,R 26 次/分,BP 86/58mmHg,神志朦胧,重度脱水貌,皮肤弹性差。实验室检查:RBC 6.1×10^{12}/L,WBC 26×10^9/L,N 0.86,L 0.18,大便培养霍乱弧菌阳性。

1.该患者入院时最可能的临床诊断是 ……………………………………………( )

A.霍乱 　　　B.菌痢 　　　C.阿米巴痢疾 　　　D.秋季腹泻

E.伤寒

2.该患者入院时最主要的护理诊断是 ……………………………………………( )

A.腹泻 　　　B.呕吐 　　　C.体液不足 　　　D.恐惧

E.舒适改变:肌肉疼痛引起

3.该患者正确的隔离措施是 ………………………………………………………( )

A.虫媒隔离 　B.消化道隔离 　C.呼吸隔离 　D.血液隔离

E. 虫媒隔离

4. 该患者首要的治疗措施应该是 ·· (　　)

A. 止泻　　　　　B. 止吐　　　　　C. 补液　　　　　D. 抗菌

E. 以上都是

5. 该患者饮食护理要求是 ·· (　　)

A. 暂禁食　　　　B. 普食　　　　　C. 流质　　　　　D. 果汁、米汤

E. 牛奶、豆浆等

[6~10 题共用题干] 患者,男,50 岁,渔民,舟山人。因腹泻、呕吐 4 小时入院。体检:
T 36.8℃,P 90 次/分,R 10 次/分,BP 80/50mmHg,中度脱水貌,皮肤弹性差,其他体征未见异
常。实验室检查:粪检水样便,可见少量白细胞,涂片镜检可见革兰阴性弧菌,粪便培养结果未出。

6. 该患者最可能的诊断是 ·· (　　)

A. 轻型霍乱　　　B. 中型霍乱　　　C. 重型霍乱　　　D. 爆发性霍乱

E. 以上全不是

7. 该患者每天补液量应是 ·· (　　)

A. 2000~3000ml　　　　　　　B. 3000~4000ml

C. 4000~8000ml　　　　　　　D. 8000~12000ml

E. 视情况而定

8. 该患者最后确诊靠的是 ·· (　　)

A. 血液检查　　　B. 尿液检查　　　C. 粪便检查　　　D. 粪便培养

E. 以上全是

9. 该患者隔离时间是 ·· (　　)

A. 隔离到症状消失后 6 天

B. 自起病日起隔离 7 天

C. 隔离到大便培养阴性

D. 隔离到症状消失后 6 天,隔日大便培养连续 3 次阴性

E. 以上全不是

10. 该患者的接触者需要检疫几天 ··· (　　)

A. 2 天　　　　B. 3 天　　　　C. 4 天　　　　D. 5 天　　　　E. 6 天

【参考答案】

一、名词解释

吊脚痧:指霍乱患者由于低血钠引起的腓肠肌的痛性痉挛。

绞肠痧:指霍乱患者由于低血钠引起的腹部腹直肌的痛性痉挛。

O139 型霍乱弧菌:是霍乱弧菌中的一种,能引起霍乱,1992 年首次发现,在抗原性方面
与 O1 群之间无交叉,被认为可能是 EL-Tor 霍乱弧菌突变产生。

二、常见基本问题

A. 霍乱患者主要的临床特征:①剧烈腹泻、呕吐;②水、电解质、酸碱失衡;③循环衰竭。

B. 霍乱的预防措施:①加强饮水消毒和食品管理;②改善环境卫生,注意个人卫生;③隔
离传染源;④在流行期间宣传疫苗接种的作用。

C. 霍乱的治疗原则:①严格隔离;②及时补液;③抗菌;④对症治疗。

三、填空题

A. 患者　带菌者　严密肠道隔离

B. 水　食物　日常生活接触　苍蝇

C. 补液

四、选择题

A1 型选择题:1C、2C、3B、4E、5A、6C、7B、8D、9E、10D

A2 型选择题:1B、2D、3A、4A、5C

A3 型选择题:1A、2C、3B、4C、5A、6B、7C、8D、9D、10D

（金祥宁）

任务二　鼠　疫

►►► 护理案例 ◄◄◄

病史摘要

患者,男,27 岁,农民,因发热、头痛、呕吐伴全身黏膜出血 1 周,腹股沟淋巴结肿大 3 天入院。体检:T 41℃,颜面潮红,全身皮肤有弥漫性出血点,两侧腹股沟淋巴结肿大,直径约 2cm,有 4～5 颗,部分已化脓。实验室化验淋巴结穿刺液中找到鼠疫耶尔森杆菌。

工作过程

1. 护理评估要点　此患者临床诊断为腺鼠疫,护士应将其安置在鼠疫单独病房。评估要点如下:①询问其既往史、个人史、家族史、接触史,发现其居住环境中有老鼠出没,近几天才出现头痛、发热、呕吐症状;②经过与患者交谈,发现他对鼠疫毫无了解,且家庭经济状况较为困难,得病后心情较为紧张;③护理体检:T 41℃,颜面潮红,全身皮肤弥漫性出血,两侧腹股沟淋巴结肿大,直径约 2cm,有 4～5 颗,部分已化脓;④实验室检查:在淋巴结穿刺液中找到鼠疫耶尔森杆菌。

2. 主要护理问题　①体温过高;②疼痛;③有传播感染的危险;④恐惧。

3. 护理目标　体温正常,疼痛缓解,患者能正确对待自己的病情,恐惧心理得到改善,知道科学的饮食、休息、隔离、消毒、预防知识。

4. 护理措施　①隔离:患者按甲类传染病进行严格隔离,禁止家属及亲朋好友陪护和探视;②消毒:患者的分泌物、排泄物及污染物品应彻底消毒或焚毁;③休息:患者应住无鼠、无跳蚤的单间,急性期应强调卧床休息;④饮食:急性期进流质饮食,保证热量,补给足够液体,重症伴神志不清者暂禁食;⑤做好与患者的沟通,加强健康宣教,做好患者的心理护理;⑥根据医嘱用药,尤其要注意抗生素的护理,并做好病情观察及对症护理。

（金祥宁）

➤➤➤ 同步训练 ◄◄◄

一、常见基本问题

A. 简述鼠疫传播途径。

B. 鼠疫的临床类型有哪几型？

二、填空题

A. 鼠疫以染菌鼠蚤为媒介,经人的皮肤传入引起(　　　　);经呼吸道传入发生(　　　　),均可发展为(　　　　)。

B. 鼠疫属(　　　　)类传染病,发现患者后应进行(　　　　)隔离。

C. 鼠疫的临床类型中最常见的是(　　　　),其最常见的发病部位是(　　　　),其次是(　　　　)。

三、选择题

【A1型选择题】

1. 鼠疫的传播途径以下哪项少见 ·· (　　)

　A. 媒介昆虫传播　　　　　　　　B. 空气飞沫传播

　C. 接触皮毛传播　　　　　　　　D. 经伤口传播

　E. 经消化道传播

2. 最常见的鼠疫临床类型是哪一种 ·· (　　)

　A. 腺鼠疫　　　　　　　　　　　B. 原发性肺鼠疫

　C. 肠型鼠疫　　　　　　　　　　D. 继发性肺鼠疫

　E. 败血症型鼠疫

3. 下列关于鼠疫的流行病学特征,哪项是错误的 ····························· (　　)

　A. 动物是主要传染源　　　　　　B. 经昆虫吸血及空气传播

　C. 属自然疫源性疾病　　　　　　D. 有严格季节性

　E. 肺鼠疫传染源是患者

4. 肺鼠疫病原治疗应选用什么药物 ·· (　　)

　A. SM＋SD　　　　　　　　　　　B. SMZ＋呋喃唑酮

　C. SM＋四环素　　　　　　　　　D. 庆大霉素＋SD

　E. 庆大霉素＋SM

【A2型选择题】

1. 某男,37岁,因发热、头痛、皮肤黏膜出血入院,疑为鼠疫,请问下面哪种方法可确诊 ·· (　　)

　A. 血液培养　　　B. 尿液培养　　　C. 脓液培养　　　D. 淋巴穿刺液培养

　E. 酶联免疫吸附试验

2. 某女,27岁,疑为鼠疫,请问下列哪个不可能是其传染源 ··············· (　　)

　A. 鼠　　　　　B. 猫　　　　　C. 狼　　　　　　D. 鼠疫患者

　E. 带菌者

3. 某男,因发热、出血伴淋巴结肿大入院,初诊为鼠疫,试问他属于哪一型鼠疫的可能性较大 ·· (　　)

　A. 腺鼠疫　　　　　B. 肺鼠疫　　　　　C. 败血症型鼠疫　　　D. 脑膜型鼠疫

E. 皮肤鼠疫

【A3 型选择题】

[1～4 题共用题干] 患者,女,51 岁,农民,胶东人,因发热、头痛、左侧腹股沟淋巴结肿大 1 周,化脓 2 天入院。体检:T 40.5℃,颜面潮红,左侧腹股沟淋巴结肿大,直径约 2cm,有 3 颗,已化脓。实验室检查:淋巴结穿刺液找到鼠疫耶尔森杆菌。

1. 该鼠疫患者可能的临床类型为 ·· ( )

    A. 腺鼠疫   B. 肺鼠疫   C. 败血症型鼠疫   D. 肠鼠疫

    E. 脑膜型鼠疫

2. 该鼠疫患者可能的传播途径为 ·· ( )

    A. 经鼠传播   B. 经鼠蚤传播   C. 经皮肤传播   D. 经呼吸道传播

    E. 接触传播

3. 预防该型鼠疫应选的措施为 ·· ( )

    A. 灭鼠、灭蚤   B. 加强国际检疫   C. 预防性服药   D. 预防接种

    E. 加强个人防护

4. 下列哪项不是该鼠疫患者的护理问题 ·· ( )

    A. 体温过高   B. 疼痛   C. 呕吐   D. 皮肤黏膜出血

    E. 恐惧

【参考答案】

一、常见基本问题

    A. 鼠疫传播途径:①经鼠蚤传播;②经皮肤传播;③呼吸道飞沫传播。

    B. 鼠疫临床类型:①腺鼠疫;②肺鼠疫;③败血症型鼠疫;④其他类型鼠疫。

二、填空题

    A. 腺鼠疫 肺鼠疫 败血症

    B. 甲 严密

    C. 腺鼠疫 腹股沟淋巴结 腋下淋巴结

三、选择题

    A1 型选择题:1E、2A、3D、4C

    A2 型选择题:1D、2D、3A

    A3 型选择题:1A、2B、3A、4B

(金祥宁)

任务三 人感染高致病性禽流感(H1N1)

>>> **护理案例** <<<

病史摘要

张某,男,47岁,养鸡场场主,山西人。因发热、咽痛、全身肌肉酸痛2天入院。体检:T 39.8℃,P 88次/分,R 18次/分,BP 130/82mmHg,肺部听诊有湿啰音,其他体征未见异常。辅助检查:WBC $4.2×10^9$/L,N 0.73,L 0.27,X线检查显示左侧肺部阴影增多、增粗。

工作过程

1. 护理评估要点 此患者临床初步诊断为人禽流感,护士应将患者安置在单独病房。评估要点如下:①询问其既往史、个人史、家族史、禽流感接触史,发现他是养鸡的,且最近鸡场闹"鸡瘟",他本人也出现了发热、咽痛、全身肌肉酸痛症状;②通过交谈,发现患者对禽流感缺乏认识,家庭经济状况一般,患病后心理较为紧张,对该病有一定的恐惧心理;③护理体检:T 39.8℃,肺部可闻及湿啰音;④辅助检查:WBC $4.2×10^9$/L,N 0.73,L 0.27,X线显示左侧肺部阴影增多、增粗。

2. 主要护理问题 体温过高;气体交换受损;焦虑;潜在并发症:继发感染、心肌炎、脑炎等。

3. 护理目标 体温正常,症状消失,患者能正确对待自己的病情,焦虑、恐惧状况改善,知道科学的饮食、休息、用药、预防知识。

4. 护理措施 ①隔离:按甲类传染病进行隔离,禁止陪护与探视,避免交叉感染;及时报告疫情,与禽类密切接触者可预防性服药;②消毒:重点在于防止空气传播,患者分泌物及其污染物品必须严格消毒,生活用具应专用;③休息:保持室内空气流通,尽早卧床休息,直至症状改善为止;④饮食:发病期间应给予足够的维生素和热量,鼓励患者多饮水,注意营养,保持水、电解质平衡;⑤做好与患者的沟通,加强健康宣教,做好患者心理护理,以取得他们的理解和配合;⑥根据医嘱用药,做好用药护理,尤其是金刚烷胺、达菲、激素、干扰素、抗生素的护理,并做好病情观察及对症护理。

(金祥宁)

>>> **同步训练** <<<

一、常见基本问题

　　A.简述人禽流感的传播途径。

　　B.简述人禽流感的隔离要求。

二、填空题

　　A.人禽流感临床表现以(　　　　)症状为主,具有(　　　　)短、(　　　　)强、传播迅速等特点。

B. 人禽流感传染源主要是(   )。

三、选择题

【A1 型选择题】

1. 下列哪项不是人禽流感的传染源 ……………………………………………………………… (   )

    A. 鸡   B. 鸭   C. 鹅   D. 患者   E. 鸟

2. 人禽流感的病原是 ………………………………………………………………………………… (   )

    A. H5N1   B. H5N9   C. H1N5   D. H2N1   E. H1N4

3. 下列哪项不是禽流感的症状 ……………………………………………………………………… (   )

    A. 发热   B. 咳嗽、流涕   C. 腹痛、腹泻   D. 呼吸困难

    E. 出血

4. 下列哪项护理问题与人禽流感无关 ……………………………………………………………… (   )

    A. 体温过高   B. 气体交换受损   C. 焦虑   D. 有后遗症的可能

    E. 潜在并发症,如继发感染等

5. 下列哪项不符合人禽流感的隔离要求 …………………………………………………………… (   )

    A. 按甲类传染病进行隔离   B. 按乙类传染病进行隔离

    C. 禁止探视   D. 禁止陪护

    E. 隔离至体温正常,症状消失

6. 关于人禽流感传播途径错误的是 ………………………………………………………………… (   )

    A. 接触病禽的排泄物或污染物而感染

    B. 接触被病禽分泌物或排泄物污染的饲料、水、鸡胚等感染

    C. 经呼吸道传播

    D. 经消化道传播

    E. 吃禽类制品而感染

7. 关于人禽流感预防措施以下错误的是 …………………………………………………………… (   )

    A. 加强对禽类疾病的监测   B. 早发现、早报告、早控制、早隔离

    C. 对疫源地进行严格封锁   D. 疫点周围 5km 内禽类予以捕杀

    E. 发现病禽应及时就地销毁

8. 人禽流感的死亡原因是 …………………………………………………………………………… (   )

    A. 全身多脏器功能衰竭   B. 高热

    C. 肺炎   D. 呼吸困难

    E. 休克

【A2 型选择题】

1. 患者发热、咳嗽、流涕、咽痛,伴肺实变体征,拟诊断为人禽流感,以下对此患者的护理
措施不正确的是 …………………………………………………………………………………… (   )

    A. 行物理降温   B. 予解热镇痛药

    C. 予阿司匹林降温   D. 按甲类传染病隔离

    E. 对其分泌物及污染物品严格消毒

2. 一位鸭场饲养员出现了发热、咳嗽、咽痛、肌肉酸痛并伴有肺实变体征,肺部听诊有湿
啰音,临床上应重点考虑 …………………………………………………………………………… (   )

    A. SARS   B. 人禽流感   C. 流感   D. 普通感冒

E. 以上都不是

3. 一名发热、咳嗽患者疑患人禽流感,试问下列哪种方法可确诊 ……………………（　　）

A. 血象检查　　　　　　　　　　　B. 胸片

C. H5 特异性单克隆抗体检查　　　D. H5N1 病毒分离

E. 接触史

【A3 型选择题】

[1～4 题共用题干]　患者,男,40 岁,鸭场饲养员,因发热、流涕、咳嗽、咽痛 3 天,呼吸困难 1 天入院。体检:T 40℃,R 30 次/分,呼吸困难,肺部可闻及少许湿啰音。X 线片显示左侧肺部阴影增多、增粗。

1. 关于该患者的传染源,下列哪项是对的 …………………………………………（　　）

A. 患者　　　　　　　　　　　　　B. 密切接触者

C. 病禽或带病毒的禽类　　　　　　D. 外来人员

E. 以上都有可能

2. 关于该患者发病的特点,下列哪项是错的 ……………………………………（　　）

A. 潜伏期短　　B. 传染性强　　　C. 传播迅速　　　D. 死亡率高

E. 人与人之间不传播

3. 针对该患者的预警方案,下列哪项是错的 ……………………………………（　　）

A. 早发现　　　B. 早报告　　　　C. 早治疗　　　　D. 早隔离

E. 早诊断

4. 对该患者的护理措施不妥的是 …………………………………………………（　　）

A. 物理降温　　　　　　　　　　　B. 阿司匹林降温

C. 按甲类传染病隔离　　　　　　　D. 对其分泌物及污染物品严格消毒

E. 尽早卧床休息

【参考答案】

一、常见基本问题

A. 人禽流感的传播途径:①通过直接或间接接触被病禽的分泌物或排泄物污染的饲料、水、鸡胚等而感染;②经呼吸道和消化道传播。

B. 人禽流感的隔离要求:①按甲类传染病进行隔离;②禁止陪护与探视,避免交叉感染;③隔离至体温正常,症状消失或发病起 7 天;④密切接触者医学观察 7 天。

二、填空题

A. 呼吸道　潜伏期　传染性

B. 病禽及带病毒的禽类

三、选择题

A1 型选择题:1D、2A、3E、4D、5B、6E、7D、8A

A2 型选择题:1B、2B、3D

A3 型选择题:1C、2E、3E、4B

（金祥宁）

任务四　艾滋病

>>> 护理案例 <<<

病史摘要

　　林某某,男,34岁,衢州市衢江区人,因发热、咳嗽、胸闷1周入院,既往有吸毒史。体检:T 38.9℃,P 90次/分,R 20次/分,BP 101/80mmHg,慢性病容,双侧腹股沟浅表淋巴结肿大,巩膜(一),颈软,双肺呼吸音清,未闻及干湿啰音,心率90次/分,律齐,未闻及病理性杂音,腹软,无压痛,肝脾肋下未及,移动浊音阴性,病理征阴性。辅助检查:血常规 WBC $7.2×10^9$/L,N 0.80,抗HIV阳性,胸片示两肺浸润灶,如毛玻璃样改变。入院诊断:①AIDS;②卡氏肺孢子菌肺炎(PCP)。入院治疗:①行SMZco抗感染治疗;②AZT+3TC+NVP抗病毒治疗。

工作过程

　　1. 护理评估要点　此患者临床诊断为艾滋病,护士应该将患者安置在传染病病区特殊病室。评估要点如下:①询问病史,重点是职业、有无不良生活习惯(如吸毒、性乱等)、外地游居史等。了解到本次症状主要是发热、咳嗽、胸闷,有吸毒史。②患者对艾滋病认识正确,严重焦虑,家庭经济状况差。③护理体检,重要阳性体征,T 38.9℃,慢性病容,双侧腹股沟浅表淋巴结肿大。④实验室检查:抗HIV阳性,胸片示两肺浸润灶,如毛玻璃样改变。血液WBC $7.2×10^9$/L,N 0.80。

　　2. 主要护理问题　①有传播感染的危险;②恐惧与社交孤立;③焦虑;④体温过高;⑤营养失调;⑥机会性感染:卡氏肺孢子菌肺炎(PCP)。

　　3. 护理目标　患者出院时症状体征减轻,肺部炎症明显改善,体温正常;能正确认识艾滋病,正确对待自己的病情,积极配合医生护士对疾病的治疗、护理,焦虑状况改善;积极配合疾病预防控制人员对病情的监测、随访。

　　4. 护理措施　①做好隔离消毒:按照血液、体液隔离方式进行隔离。应对患者使用过的物品或医疗器械严格消毒,对患者的血液、体液和被患者血液、体液等污染的一切物品进行严格消毒处理。②休息与饮食:本例患者有症状,应住院治疗,加强休息。给予高热量、高蛋白、高维生素等易消化饮食。③加强心理护理,不歧视患者。④根据医嘱来使用药物:包括抗病毒、免疫治疗、支持及对症治疗等,特别注意做好抗病毒药物的治疗指导,如消炎药SMZco、抗病毒药AZT+3TC+NVP。⑤病情观察:主要内容是体重、胃肠道、皮疹、淋巴结、机会性感染、肿瘤等情况,心肺肝肾功能、CD4+T淋巴细胞、HIV-RNA等。注意抗HIV病毒药物副作用的观察与记录,如SMZco、AZT+3TC+NVP抗病毒治疗效果与不良反应观察。⑥做好健康宣教,说明传播途径及预防措施,培养良好的生活行为习惯。加强随诊,HIV感染者应该定期(每3~6个月)进行身体检查,必要时做CD4+T淋巴细胞等检测,观察用药的效果,用药必须在医生指导下进行。

(饶和平)

▶▶▶ 同步训练 ◀◀◀

一、名词解释

AIDS   HAART   艾滋病窗口期

二、常见基本问题

A.简述 AIDS 的诊断标准。

B.简述艾滋病高危人群。

C.医务人员意外暴露如何处理?

D.简述艾滋病的预防措施。

三、填空题

A.HIV 感染分为(   )期、(   )期和(   )期。

B.艾滋病的传染源是(   )和(   )。传播途径是(   )、(   )和(   )。

C.HIV 主要侵犯和破坏的细胞是(   ),最后并发各种严重的(   )及(   )。

D.目前已知 HIV 有(   )和(   ),主要是(   )。

E.医务人员意外暴露 HIV,应尽可能在(   )小时内进行预防性用药,最好不超过(   )小时,基本用药方案首选(   ),强化用药方案首选(   ),基本用药方案和强化用药方案的疗程均为(   )日。

四、选择题

【A1 型选择题】

1.预防 HIV 感染的最主要措施是 ………………………………………( )

A.HIV 感染者的隔离治疗   B.提高机体免疫水平

C.切断传播途径   D.疫苗预防

E.AIDS 患者的隔离治疗

2.下列哪个不是 AIDS 的高危人群 ………………………………………( )

A.男性同性恋   B.静脉吸毒   C.性乱者   D.有输血史者

E.血友病者

3.AIDS 第三期最常见的死亡原因是 ………………………………………( )

A.肺炎   B.脑膜炎   C.肾功能衰竭   D.皮肤炎症

E.肺结核

4.下列哪项不符合 AIDS 第一期临床表现 ………………………………( )

A.CD4/CD8<1   B.CD4/CD8>1

C.血小板减少   D.皮肤荨麻疹或斑丘疹

E.HIV 抗体阳性

5.下列哪项不符合 AIDS 第一期临床表现 ………………………………( )

A.血 WBC 增高   B.血 WBC 减少

C.CDT4/CDT8 下降   D.自身抗体阳性

E.出现发热

6. 下列哪项应疑诊为艾滋病 ·· （　　）

    A. 3～6 个月内体重减轻 10% 以上＋持续发热 15 天

    B. 3～6 个月内体重减轻 10% 以下＋持续发热 30 天

    C. 3～6 个月内体重减轻 10% 以上＋持续腹泻 30 天

    D. 3～6 个月内体重减轻 10% 以下＋持续腹泻 30 天

    E. 以上都对

7. 目前我国 HIV 感染的最主要途径是 ·· （　　）

    A. 性接触　　　　　　B. 静脉注射毒品　　　C. 母婴　　　　　　D. 输血传播

    E. 器官移植

8. HIV 感染后，首先被检测到的病毒标志为 ································· （　　）

    A. gp41　　　　　　　B. gp120　　　　　　　C. p24　　　　　　D. p18

    E. gp24

9. 确诊 HIV 感染的实验室检查方法是 ·· （　　）

    A. p24　　　　　　　　　　　　　　　　B. ELISA 法测抗 HIV

    C. Western 印迹法测抗 HIV　　　　　　D. PCR 法测 HIV-DNA

    E. gp120

10. HIV 病毒主要侵犯人机体的 CD4$^+$T 淋巴细胞，血液检测可发现 ·········· （　　）

    A. CD4$^+$T 淋巴细胞升高，β_2 微球蛋白升高

    B. CD4$^+$T 淋巴细胞下降、β_2 微球蛋白下降

    C. CD4/CD8 下降、β_2 微球蛋白下降

    D. CD4/CD8 下降、β_2 微球蛋白升高

    E. CD4 细胞升高，β_2 微球蛋白下降

11. 以下哪个不是 AIDS 的传播途径 ··· （　　）

    A. 器官移植　　　　　　　　　　　　　B. 性接触

    C. 与患者及感染者就餐　　　　　　　　D. 吸毒

    E. 人工授精

12. 下列关于艾滋病的说法正确的是 ··· （　　）

    A. 初筛血清抗 gp120 阳性可立即诊断 HIV 感染

    B. 初筛血清抗 p24 阳性可立即诊断 HIV 感染

    C. β_2 微球蛋白升高不用于艾滋病的诊断

    D. CD4/CD8＜1.0 有助于艾滋病的诊断

    E. CD4/CD8＞1.0 有助于艾滋病的诊断

13. 护理艾滋病患者时意外被针头刺破皮肤，有可能被 HIV 感染，应该使用的预防药物首选 ·· （　　）

    A. 拉米夫定　　　　　　　　　　　　　B. 齐多夫定（AZT）

    C. TMP-SMZ　　　　　　　　　　　　　D. AZT＋3TC（双汰芝）

    E. NVP

14. 感染 HIV 的妇女如何将 HIV 传播给婴儿 ································· （　　）

    A. 妊娠、分娩、亲吻　　　　　　　　　B. 妊娠、拥抱、亲吻

    C. 妊娠、分娩、哺乳　　　　　　　　　D. 妊娠、拥抱、哺乳

E.妊娠、亲吻、哺乳

15.世界艾滋病日是每年的 ……………………………………………………（　　　）

A.6 月 1 日　　　　　B.8 月 1 日　　　　　C.12 月 1 日　　　　　D.5 月 1 日

E.10 月 1 日

16.我国于哪一年发现首例艾滋病 ………………………………………………（　　　）

A.1981 年　　　　　B.1982 年　　　　　C.1983 年　　　　　D.1984 年

E.1985 年

17.关于目前我国艾滋病流行形势,下列哪个不是 …………………………（　　　）

A.流行范围广,地区差异明显,感染者以青壮年为主

B.疫情发展迅速,发病和死亡依然严重

C.疫情正从高危人群向普通人群扩散

D.妇女感染率上升

E.母婴传播率下降

18.如果有人感染了艾滋病病毒,人们的态度中不正确的是 …………………（　　　）

A.拒绝与他们往来

B.我们的共同敌人是艾滋病病毒

C.消除歧视,有助于发挥他们在预防艾滋病中的积极作用

D.给予他们更多的宽容、理解、支持和信任

E.护理患者时加强个人防护

19.关于"四免一关怀"政策,以下错误的是 ………………………………（　　　）

A.艾滋病患者,免费抗病毒药物,接受抗病毒治疗

B.免费咨询和艾滋病病毒抗体初筛检测

C.对已感染艾滋病病毒的孕妇,免费提供健康咨询,但母婴阻断药物需收费

D.为艾滋病遗孤提供免费义务教育

E.国家对艾滋病病毒感染者和患者提供救治关怀

20.$CD4^+$ T 淋巴细胞正常值为 ………………………………………………（　　　）

A.$(0.6\sim1.0)\times10^9/L$　　　　　　　　B.$(0.8\sim1.2)\times10^9/L$

C.$(0.8\sim1.0)\times10^9/L$　　　　　　　　D.$(0.6\sim1.2)\times10^9/L$

E.$(0.8\sim1.5)\times10^9/L$

【A3 型选择题】

[1~4 题共用题干]　患者,男,35 岁,因高热伴胸闷、气喘 15 天入院。体检:T 39.6℃,咽喉充血,左右锁骨上淋巴结肿大,无触痛。两肺有啰音,肝脾肋下未及。血液 WBC $3.2\times10^9/L$, $CD4^+$ T 淋巴细胞 $0.2\times10^9/L$,HIV 抗体阳性。5 年前曾泰国逗留 1 个月,有不洁性行为。

1.本例最可能的诊断是 …………………………………………………………（　　　）

A.HIV 病毒携带者　　　　　　　　B.HIV(急性感染期)

C.HIV(无症状感染期)　　　　　　D.HIV(艾滋病期)

E.HIV 感染窗口期

2.本例最可能的传播途径是 ……………………………………………………（　　　）

A.性传播　　　　B.血液传播　　　　C.母婴传播　　　　D.其他传播途径

E.静脉吸毒

3. 本例的治疗措施是 ……………………………………………………………… (　　)

    A. 对症治疗　　　　　　　　　　　　B. 支持治疗

    C. 抗病毒治疗　　　　　　　　　　　D. 抗病毒治疗加对症支持治疗

    E. 不治疗

4. 下列哪个不是该患者入院时最主要的护理问题 …………………………… (　　)

    A. 有传播感染的危险　　　　　　　　B. 体温过高

    C. 社交孤立　　　　　　　　　　　　D. 皮肤完整性受损

    D. 活动无耐力

[5～10 题共用题干] 李某某,女,29 岁,旅居加拿大做餐厅服务员 3 年。因反复发作下肢带状疱疹感染 1 年多,慢性腹泻一个月入院。体检:T 37.2℃,P 82 次/分,R 18 次/分,BP 120/70mmHg。明显消瘦,体重 38kg。左右下肢成片带状疱疹。实验室检查:血液 WBC 10×10^9/L,HIV-1 抗体阳性(经 CDC 确诊)。尿蛋白(＋＋),尿红细胞(＋)。入院第 5 天出现咳嗽咳痰,痰带血丝,痰中检出结核杆菌。

5. 该患者入院时的初步诊断是 ………………………………………………… (　　)

    A. HIV 感染(急性期)　　　　　　　　B. HIV 感染(艾滋病期)

    C. 机会性感染　　　　　　　　　　　D. 淋巴结炎症

    E. 尿路感染

6. 下列哪个不是该患者入院时最主要的护理问题 …………………………… (　　)

    A. 有传播感染的危险　　　　　　　　B. 营养失调:低于机体需要量

    C. 皮肤完整性受损　　　　　　　　　D. 活动无耐力

    E. 社交孤立

7. 患者入院第 5 天,最可能发生了什么 ……………………………………… (　　)

    A. 肺部结核菌感染　　　　　　　　　B. 肺部细菌感染

    C. 肺部孢子菌感染　　　　　　　　　D. 肺部卡波肉瘤

    E. 肺部感染

8. 为掌握本病例病情,应该动态观察 ………………………………………… (　　)

    A. $CD4^+$ T 淋巴细胞　　　B. ALT　　　　　C. 胸片　　　　　D. 肾功能

    E. 血液淋巴细胞

9. 该患者最主要的隔离方式是 ………………………………………………… (　　)

    A. 体液隔离　　　　B. 消化道隔离　　　　C. 接触隔离　　　　D. 呼吸道隔离

    E. 血液隔离

10. 护士在护理本病例时,被患者用过的针头刺破皮肤,下列处理办法错误的是…… (　　)

    A. 立即局部消毒

    B. 立即进行感染风险评估

    C. 在 48 小时内使用抗 HIV 病毒药物

    D. 对护士在 6 个月内动态检测 HIV 抗体 4 次

    E. 联合使用抗病毒药物(AZT＋3TC＋IDV)4 周

【参考答案】

一、名词解释

AIDS:是获得性免疫缺陷综合征,由人免疫缺陷病毒(HIV)引起,临床上有明显的获得性免疫缺陷表现,以发生各种机会性感染及恶性肿瘤为特征。

HAART:即高效抗逆转录病毒治疗。治疗药物由核苷类逆转录酶抑制剂或非核苷类逆转录酶抑制剂＋蛋白酶抑制剂组成。

艾滋病窗口期:是指从 HIV 最初进入人体到可检测出病毒抗体的时间,通常为 2 周到 3 个月,甚至可能到 6 个月。

二、常见基本问题

A. AIDS 的诊断标准:①HIV 抗体阳性者出现 HIV 相关症状,如原因不明的体重下降、持续性不规则低热、慢性腹泻、精神神经症状、无其他原因可以解释的淋巴结肿大;②发生多种机会性感染,如肺孢子菌肺炎(PCP)和恶性肿瘤;③$CD4^+$ T 淋巴细胞明显减少、HIV-RNA 阳性。

B. 艾滋病高危人群:男同性恋者、性乱者、静脉药瘾者、血友病多次输血者,发病年龄主要是 50 岁以下青壮年。

C. 医务人员意外暴露的处理:①应尽可能在最短的时间内(2 小时内)进行预防性用药,最好不超过 24 小时,但即使超过 24 小时也建议实施预防性用药。②基本用药方案首选 AZT＋3TC,强化用药方案首选 AZT＋3TC＋IDV,基本用药方案和强化用药方案的疗程均为 28 日。③根据暴露级别和暴露源病毒载量水平选择基本用药方案或强化用药方案。

D. 艾滋病的预防措施:①控制好传染源:建立艾滋病监测网络,及时发现传染源。②切断传播途径:严格血液制品管理与使用,严格医疗器械与物品的消毒,规范医疗护理操作规程,防止医源性感染;禁止性乱;严禁毒品注射。对于 HIV 感染的孕妇可采用产科干预。③保护易感人群:普及艾滋病预防知识,提高全民认知水平,使群众采纳正确的生活行为方式,实施自我防护措施;推广使用安全套。

三、填空题

A. 急性感染　无症状　艾滋病

B. AIDS 患者　无症状 HIV 携带者　性传播　血液传播　母婴传播

C. $CD4^+$ T 淋巴细胞　机会性感染　恶性肿瘤

D. HIV-1　HIV-2　HIV-1

E. 2　24　AZT＋3TC　AZT＋3TC＋IDV　28

四、选择题

A1 型选择题:1C、2D、3A、4B、5A、6C、7A、8C、9C、10D、11C、12D、13D、14C、15C、16E、17E、18A、19C、20B

A3 型选择题:1D、2A、3D、4D、5B、6D、7A、8A、9E、10C

(饶和平)

任务五 手足口病

>>> 护理案例 <<<

病史摘要

患者,吴某某,男,2岁,因"发热、手心疱疹1天"而以"手足口病"收住入院。患者入院1天前在无明显诱因下出现发热,无畏寒、寒战,间歇热型,最高体温39.5℃,发现手心疱疹,无发痒、无脱屑,伴有夜间肢体抖动,无头痛。喂奶后出现呕吐一次,为胃内容物,非喷射性。体检:T 39.5℃,P 120次/分,R 25次/分,BP 90/50mmHg。神志清,精神稍软,四肢温暖,手心、口腔、足底可见疱疹,基底部可见红晕,臀部未见疱疹,颈部软,两肺听诊呼吸音稍粗,未闻及干湿性啰音,心律齐,腹平软,四肢肌力5级,两侧巴氏征阴性。

工作过程

1. 护理评估要点 此患者临床诊断为手足口病,护士应将患者安置在手足口病病室。评估要点如下:①询问病史,重点是症状、既往史、个人史、家族史、疫苗接种史和手足口病接触史等。了解到本次症状主要是发热、手心疱疹,夜间出现肢体抖动,喂奶后出现呕吐一次。②患者家属对手足口病的认识不清,有焦虑心理,家庭经济状况较好。③护理体检:T 39.5℃,手心、口腔、足底可见疱疹,基底部可见红晕,两肺听诊呼吸音稍粗,未闻及干湿性啰音。④实验室检查:如血常规、血糖、胸片、心肌酶等均未检。

2. 主要护理问题 ①体温过高;②手足口病相关知识缺乏;③有传播感染的危险;④潜在的并发症:脑炎、神经源性肺水肿。

3. 护理目标 症状消失,体温正常,患者家属清楚如何消毒与隔离、科学的饮食和休息、药物的使用和注意事项,明确随诊和复查的主要内容和要求。

4. 护理措施 ①隔离:避免与外界接触,呼吸道与接触隔离2周。宝宝用过的物品要彻底消毒。可用含氯的消毒液浸泡,不宜浸泡的物品可放在日光下暴晒。宝宝的房间要定期开窗通风,保持空气新鲜、流通,温度适宜,可用乳酸熏蒸进行空气消毒。减少人员进出宝宝房间,禁止吸烟,防止空气污浊,避免继发感染。②休息与饮食护理:卧床休息,保持病室内空气新鲜、流通。进稀饭、面条、新鲜蔬菜、水果等清淡易消化饮食,少量多餐,鼓励多饮温开水。③用药护理:按医嘱应用抗生素及抗病毒药物。④观察与对症护理:注意神经系统、呼吸系统、循环系统等表现,如精神差、嗜睡、易惊、头痛、呕吐、肢体抖动、昏迷、呼吸急促、口唇发绀、咳嗽、咳粉红色泡沫痰、肺部啰音、四肢末梢循环、皮温、心率、血压等情况。做好高热护理,给予物理降温,必要时药物降温,每小时监测体温。经常用温水擦洗,更换衣裤,保持皮肤清洁干燥,并做好口腔护理,每天两次,饭后用温开水漱口,保持口腔清洁。⑤健康宣教:发放手足口病的相关宣传资料。

(卢伟力、饶和平)

►►► 同步训练 ◄◄◄

一、名词解释

手足口病

二、常见基本问题

如何预防儿童手足口病？

三、填空题

A. 手足口病的传播途径是（　　　　　）、（　　　　　）、（　　　　　）等。

B. 手足口病传染源形式有（　　　　　）、（　　　　　）、（　　　　　）等。

C. 手足口病的患者主要为学龄前儿童，尤以（　　　）岁年龄组发病率最高。

四、选择题

【A1 型选择题】

1. 手足口病的传播途径是 ……………………………………………………………（　　）

A. 经粪—口途径传播　　　　　　　　B. 经呼吸道飞沫传播

C. 经血液传播　　　　　　　　　　　D. 经性接触传播

E. 经尿液传播

2. 引起手足口病的主要为小 RNA 病毒科、肠道病毒属的柯萨奇病毒（Coxasckie virus）
A 组 16、4、5、7、9、10 型，B 组 2、5、13 型；埃可病毒（Echo virus）和肠道病毒 71 型
（EV71），其中以什么型最为常见 ……………………………………………………（　　）

A. Cox A16 型　　　　B. Cox A4 型　　　　C. Cox A10 型　　　　D. EV71

E. 埃可病毒

3. 自 2008 年 5 月 2 日起，手足口病纳入哪类传染病管理 ……………………………（　　）

A. 甲　　　　　B. 乙　　　　　C. 丙　　　　　D. 丁　　　　　E. 戊

【A2 型选择题】

1. 患者，男，2 岁，因"发热、手足口疱疹 2 天"入院，患者入院行抗病毒对症治疗 2 天后，
出现头痛、四肢抖动、呕吐，要考虑手足口病并发 ………………………………………（　　）

A. 脑炎　　　　B. 胰腺炎　　　　C. 癫痫　　　　D. 胃炎　　　　E. 脑积水

2. 患者，男，1 岁 3 个月，因"发热、手足口疱疹 3 天伴呕吐、抽搐 1 次"入院，入院查胸片
示：两肺大片浸润影，肺透亮度下降，要考虑手足口病并发 ………………………（　　）

A. 神经源性肺水肿　B. 肺炎　　　　　C. 支气管炎　　　　D. 气胸

E. 支气管扩张

【A3 型选择题】

[1～3 题共用题干]　患者，男，3 岁，因"发热、手足口疱疹 1 天"入院。体检：T 38.5℃，
P 130 次/分，R 25 次/分，BP 90/50mmHg。神志清，精神稍软，四肢温暖，手心、口腔、足底
可见疱疹，基底部可见红晕，臀部未见疱疹，颈部软，两肺听诊呼吸音稍粗，未闻及干湿性啰
音，心律齐，腹平软，四肢肌力 5 级，两侧巴氏征阴性。

1. 应首先判断该患者可能为 ……………………………………………………………（　　）

A. 水痘　　　　B. 麻疹　　　　C. 药疹　　　　D. 手足口病

E. 风疹

2. 分诊护士最恰当的处理是 ……………………………………………………………（　　）

A. 优先安排手足口病门诊就诊　　　　　　B. 进一步询问病史

C. 安排皮肤科门诊就诊　　　　　　D. 回家继续观察

E. 安排儿科门诊就诊

3. 该疾病的常见致病原为 ……………………………………………………… (　　)

A. 柯萨奇病毒 A 组 16 型　　　　　　B. 肠道病毒 EV71 型

C. 巨细胞病毒　　　　　　D. EB 病毒

E. 柯萨奇病毒 A 组 10 型

[4~6 题共用题干]　患者,男,2 岁,因"发热、手足口疱疹 2 天"入院,入院后出现头痛、呕吐、四肢抖动,考虑手足口病并发脑炎可能。

4. 以下处理不正确的是 ……………………………………………………… (　　)

A. 利巴韦林抗病毒治疗　　　　　　B. 激素对症治疗

C. 甘露醇降颅压治疗　　　　　　D. 降温治疗

E. 镇静治疗

5. 患者住院期间,主要观察的项目是 …………………………………………… (　　)

A. 神经系统表现　　B. 呼吸系统表现　　C. 循环系统表现　　D. 消化系统表现

E. 血液系统表现

6. 要明确诊断,需做什么检查 ………………………………………………… (　　)

A. 胸片　　　　B. 血培养　　　　C. 脑脊液检查　　　　D. 骨髓检查

E. 血常规

【参考答案】

一、名词解释

手足口病:是由肠道病毒引起的传染病,多发生于 5 岁以下儿童,可引起手、足、口腔等部位的疱疹,少数患儿可引起心肌炎、肺水肿、无菌性脑膜脑炎等并发症。

二、常见基本问题

儿童手足口病预防:①避免与外界及手足口病患者接触;②患者呼吸道接触隔离 2 周;③宝宝用过的物品要彻底消毒,可用含氯的消毒液浸泡,不宜浸泡的物品可放在日光下暴晒;④宝宝的房间要定期开窗通风,保持空气新鲜、流通,温度适宜,可用乳酸熏蒸进行空气消毒;⑤注意勤洗手。

三、填空题

A. 呼吸道　接触　消化道

B. 患者　隐性感染者　无症状带毒者

C. 3

四、选择题

A1 型选择题:1A、B、2D、3C

A2 型选择题:1A、2A

A3 型选择题:1D、2A、3AB、4E、5ABC、6C

（卢伟力、饶和平）

任务六　狂犬病

▶▶▶ 护理案例 ◀◀◀

病史摘要

　　患者,男,22岁,发病3天出现"三恐"症状,继而四肢撑于床上,口中流涎,呼吸、循环衰竭而死亡。追述病史,8岁时曾被犬咬伤左臂,留有瘢痕,当时未进行处理,以后未密切接触过犬或与犬有关的食品和物品。为确诊长潜伏期的狂犬病,采取一系列实验研究,采集死者脑海马回,应用单克隆抗体(McAb)做酶联免疫反应和免疫荧光检测病毒抗原,仅几小时即检测到病毒抗原,达到快速诊断之目的。为确证检测结果,用细胞培养和动物接种分离病毒,获得病毒株,并进一步鉴定,从而为长达14年潜伏期的狂犬病病例找到了病原。

工作过程

　　1. 护理评估要点　此患者临床表现为狂犬病症状。护士在之前诊治过程中,应将患者实行严格隔离措施,并保证自身安全。评估要点如下:①询问病史:8岁时曾被犬咬伤左臂,出现"三恐"症状3天。②实验室检查:死后脑组织切片检测到病毒抗原,用细胞培养和动物接种分离病毒,获得病毒株,并进一步鉴定。

　　2. 主要护理问题　①有受伤的危险;②有暴力行为的危险;③营养失调:低于机体需要量;④低效性呼吸型态;⑤有皮肤完整性受损的危险;⑥潜在并发症:抽搐、呼吸衰竭、循环衰竭;⑦恐惧。

　　3. 护理目标　患者无受伤及伤害他人的现象;患者体重不下降;患者能维持正常的呼吸型态,即表现为呼吸平稳,频率正常,皮肤颜色正常,血气分析值正常;患者皮肤恢复正常;吞咽功能改善。

　　4. 护理措施　①咬伤后伤口处理:该患者14年前被狗咬伤后未进行处理。患者被咬伤后应立即用20%肥皂水或1%新洁尔灭药水彻底冲洗伤口至少30分钟,深部伤口用注射器插入冲洗,冲洗后用50%～70%乙醇或2%碘酊擦伤口,伤口不宜缝合,也不宜包扎。遵医嘱用狂犬病免疫血清在伤口四周及底部进行浸润注射。遵医嘱使用破伤风抗毒素及抗生素。应用狂犬疫苗进行全程预防接种。指导当地相关部门对狂犬和可疑狂犬进行捕杀和严格管理。②安置患者:将患者安置在单人房间,房间应安静、温暖,并悬挂深色窗帘避光。避免不必要的刺激,如光、风吹、音响、水声等。各项治疗及护理操作应简化,并在使用镇静剂后集中进行,动作宜轻快。躁动不安者应加床栏或适当约束,防止外伤或伤及他人。遵医嘱使用镇静药物,如氯丙嗪、地西泮等,并观察药物效果。③病情观察:严密观察病情变化,做好各项护理记录。保持呼吸道通畅,及时吸痰。遵医嘱给予氧气吸入。备好急救药品及器械,如镇静剂、呼吸兴奋剂、气管插管及气管切开包、吸痰器、人工呼吸机等。必要时进行气管插管、气管切开,使用人工呼吸机。保持病房安静,避免因声、光、水的刺激而引起的喉痉挛。遵医嘱抽血做血气分析。④饮食护理:评估记录吞咽困难的程度并给予相对应的措施。选择容易吞咽的半流质或软食,供给足够的热量、蛋白质和维生素。给患者提供充足的进食时间,每次喂食量宜少,让患者充分咀嚼,吞咽后再继续喂。必要时遵医嘱鼻饲或静脉补充营养。

(陈燕)

►►► 同步训练 ◄◄◄

一、常见基本问题

A. 如何预防狂犬病?

B. 如何正确使用狂犬病疫苗?

二、填空题

A. 狂犬病的临床过程可分为潜伏期、(　　　)、(　　　)和(　　　)四期。

B. 被犬咬伤后患者出现全身不适、发热、疲倦、不安、咬伤部位疼痛、感觉异常,患者处于(　　　　　)期。

三、选择题

【A1 型选择题】

1. 下列哪项不是狂犬病的传染源 ………………………………………………… (　　)

A. 狼　　　　　　B. 猫　　　　　　C. 吸血蝙蝠　　　　D. 犬

E. 猪

2. 狂犬病发病过程中,与下列哪项无关 ………………………………………… (　　)

A. 病毒侵入中枢神经　　　　　　B. 病毒局部组织内繁殖

C. 病毒向各器官扩散　　　　　　D. 病毒到达脑干和小脑

E. 病毒入血,造成病毒血症

3. 被犬咬伤右小腿,伤口深,咬伤面积大,在当地行伤口缝合,此时对伤口最好的处理方法是 …………………………………………………………………………… (　　)

A. 伤口已缝合,不必再处理

B. 对伤口表面用碘酒、酒精消毒

C. 切开伤口,用肥皂水冲洗后再缝合

D. 切开伤口,用肥皂水冲洗,碘酒、酒精消毒

E. 切开伤口,用肥皂水冲洗,碘酒、酒精消毒,免疫球蛋白浸润注射

4. 人被病犬咬伤后是否发病,与下列哪项因素无关 …………………………… (　　)

A. 咬伤的部位及严重性　　　　　　B. 咬伤部位衣服的厚薄

C. 病犬存活时间的长短　　　　　　D. 伤口的处理及疫苗注射情况

E. 患者的免疫功能

5. 被野犬咬伤后对伤口不应做的处理是 ………………………………………… (　　)

A. 挤出伤口处污血　　　　　　B. 用肥皂水反复冲洗

C. 碘酒、酒精消毒　　　　　　D. 缝合伤口

E. 免疫球蛋白浸润注射

6. 狂犬病最主要的传播途径是 ………………………………………………（　　）

　　A. 动物抓伤、咬伤　　B. 血液传播　　　　C. 呼吸道传播　　　　D. 消化道传播

　　E. 体液传播

7. 以下医务人员对狂犬病病例的报告、处理、防护中,哪项是不需要的 …………（　　）

　　A. 发现患者时应电话报告当地疾病预防控制中心

　　B. 发现患者时应进行疫情网络直报

　　C. 治疗、护理过狂犬病患者的医务人员应进行暴露前免疫

　　D. 患者的衣物、食具、分泌物、排泄物都应消毒处理

　　E. 及时对患者的伤口作必要的消毒处理

8. 以下对狂犬病的描述中,哪项是错误的 ………………………………………（　　）

　　A. 是自然疫源性疾病

　　B. 潜伏期变化较大,一般 1～3 个月

　　C. "恐水"是本病的特殊症状,每个患者都有

　　D. 是乙类传染病

　　E. 死亡率是 100%

9. 下列哪项症状不是狂犬病的临床表现 …………………………………………（　　）

　　A. 吞咽或饮水困难　　　　　　　　　B. 出现恐水症

　　C. 全身肌肉强直性抽搐　　　　　　　D. 昏迷、呼吸衰竭

　　E. 循环衰竭

【A2 型选择题】

1. 被狂犬咬伤严重或者接近头部者,必须在 72 小时内注射抗狂犬病毒血清,这主要是下面哪一个因素决定的 ………………………………………………………（　　）

　　A. 传染期　　　　　B. 潜伏期　　　　　C. 临床症状期　　　　D. 恢复期

　　E. 流行期

2. 下列哪项不是狂犬病的临床表现 ………………………………………………（　　）

　　A. 典型临床经过可分为前驱期、兴奋期、瘫痪期

　　B. 前驱期有低热,原有伤口及其神经通路出现异常感受

　　C. 咽肌痉挛

　　D. 呼吸困难

　　E. 患者都有恐水症状,但不一定都在早期出现

3. 被狂犬咬伤后是否发病,影响最小的因素是 …………………………………（　　）

　　A. 衣着厚薄　　　　B. 咬伤部位　　　　C. 创伤程度　　　　D. 伤口处理情况

　　E. 患者年龄

【A3 型选择题】

[1～3 题共用题干]　患者,男性,28 岁,3 天前低热、烦躁,对风、声、光等刺激敏感,不能进食,不能饮水,听到水声即可出现咽肌的强烈痉挛,并伴有右上肢麻木感。体检:T 39℃,P 100 次/分,神志清楚,声音嘶哑,流涎。

　　1. 你认为该患者最可能的诊断是 ………………………………………………（　　）

　　　　A. 流行性乙型脑炎　　　　　　　　　B. 流行性脑脊髓膜炎

　　　　C. 狂犬病　　　　　　　　　　　　　D. 破伤风

E. 脊髓灰质炎

2. 对于该患者,下列措施中不妥的是 …………………………………………… ( )

A. 单室严格隔离　　　　　　　　B. 保持呼吸道通畅

C. 维持水、电解质平衡　　　　　　D. 防止声光刺激

E. 禁用镇静剂,避免呼吸抑制

3. 入院第3天,患者由兴奋转为安静,肌肉痉挛停止,提示患者的病情 ………… ( )

A. 康复　　　　B. 进入缓解期　　　C. 进入恢复期　　　D. 进入麻痹期

E. 进入后遗症期

【参考答案】

一、常见基本问题

A. 预防狂犬病:①管理传染源:捕杀野犬,管好家犬。家犬定期注射兽用狂犬疫苗并登记挂牌。城市禁止养狗。②切断传播途径:被狗咬伤后妥善处理伤口,首先不要止血,让血流出来,再用20%肥皂水或1/1000新洁尔灭溶液反复冲洗10~20分钟,再用大量清水冲净10分钟,最后涂上碘酒消毒,伤口不要包扎。③预防接种。到CDC预防注射狂犬疫苗或加用免疫血清。④患者病程中需隔离,护理人员应戴口罩、手套,患者分泌物应及时消毒。

B. 正确使用狂犬疫苗:轻度咬伤于第0、3、7、14、30天各注射狂犬疫苗1安瓿(液体疫苗2ml,冻干疫苗1ml或2ml)。严重咬伤者除应按上述方法注射本疫苗外,应于0、3天注射加倍量疫苗,并于第0天注射疫苗的同时用抗狂犬病毒血清(40U/kg体重)浸润咬伤局部和肌内注射。

二、填空题

A. 前驱期　兴奋期　麻痹期

B. 前驱

三、选择题

A1型选择题:1E、2E、3E、4C、5D、6A、7C、8A、9C

A2型选择题:1B、2E、3E

A3型选择题:1C、2E、3D

(陈燕)

项目四　普通传染病病区患者护理案例与同步训练

任务一　细菌性痢疾

▶▶▶ 护理案例 ◀◀◀

病史摘要

患者,男,36岁,因发热、腹痛、脓血便3天来诊。患者因出差有不洁饮食,于3天前回来后突然发热,T 38.2℃,畏冷,无寒战,同时有下腹部阵发性疼痛和腹泻,大便每天十余次至数十次,为少量脓血便,以脓便为主,无特殊恶臭味,伴里急后重,无恶心和呕吐,自服小檗碱和退热药无好转。发病以来进食少,睡眠稍差,体重似略下降(具体未测),小便正常。既往体健,无慢性腹痛、腹泻史,无药物过敏史,无疫区接触史。体检:T 38.5℃,P 96次/分,R 20次/分,BP 120/80mmHg。急性热病容,无皮疹和出血点,浅表淋巴结未触及,巩膜无黄染,咽(一),心肺(一),腹平软,左下腹有压痛,无肌紧张和反跳痛,未触及肿块,肝脾肋下未触及,移动性浊音(一),肠鸣音5次/分。实验室检查:Hb 124g/L,WBC 16.4×10⁹/L,N 0.88,L 0.12,PLT 200×10⁹/L。

工作过程

1.护理评估要点　此患者临床初步诊断为细菌性痢疾(简称菌痢),应采取肠道隔离,直至症状消失,粪便培养连续两次阴性为止。评估要点如下:①询问病史:无疫区接触史,大便每天十余次至数十次,为少量脓血便,以脓便为主,无特殊恶臭味,伴里急后重,无恶心和呕吐,自服小檗碱和退热药无好转。②护理体检:主要阳性体征为T 38.5℃,急性热病容,左下腹有压痛。③实验室检查:WBC 16.4×10⁹/L。粪便常规:黏液脓性便,WBC多数/HP,RBC 3~5/HP。

2.主要护理问题　①腹泻;②舒适的改变:腹痛;③体温过高;④组织灌注量改变;⑤营养失调:低于机体需要量。

3.护理目标　患者诉大便次数减少,大便恢复正常;诉疼痛次数减少,程度减轻,患者能运用有效的方法缓解疼痛;体温保持正常;保持重要器官的组织灌注量正常,表现为脉搏有力,血压正常,神志清楚;体重保持不变或稍有增加。

4. 护理措施 ①一般护理:患者应卧床休息,保证充足的睡眠,注意个人卫生,饭前便后及手触摸可疑污染物品后一定要用肥皂流水将手洗干净;出汗后及时更换衣服,注意保暖。②腹泻的护理:评估腹泻程度,记录每天大便次数、颜色、性状和量,遵医嘱给予氧氟沙星,并观察其效果;监测血压并观察有无脱水的表现,及时补充血容量,纠正水、电解质、酸碱平衡的紊乱;每次便后用温水洗净肛周,必要时涂抹护臀膏保护肛门周围皮肤,并嘱患者便纸要清洁、柔软。③腹痛的护理:注意腹部保暖,禁行冷水浴,必要时给予热敷。④高热的护理:监测体温每4小时1次,当T>38.5℃时,给予物理降温,如冷敷、温水擦浴等;高热时可配合药物降温。⑤饮食护理:急性期以流质和半流质饮食为宜,忌食多渣、多油或有刺激性的食物,避免生冷的食物,恢复期可按具体情况逐渐恢复正常饮食,鼓励患者多饮水,每天饮水至少1500ml,保持水、电解质和酸碱平衡。⑥出院指导:避免过劳、受凉、暴饮暴食;要注意饮食卫生,避免不洁饮食。

(陈燕)

►►► 同步训练 ◄◄◄

一、常见基本问题

A. 简述细菌性痢疾的预防措施。

B. 对急性细菌性痢疾患者进行健康教育的内容包括哪些?

二、填空题

A. 中毒型菌痢分为( )、( )、( )三型。

B. 痢疾杆菌分为四个群,即( )、( )、( )、( )。目前我国流行以( )为主。

三、选择题

【A1型选择题】

1. 细菌性痢疾散发流行的主要途径是 …………………………………………………… ( )

   A. 集体食堂食物被污染造成经口感染

   B. 井水、池塘或供水系统被污染造成经口感染

   C. 健康人的手或蔬菜、瓜果等食物被污染造成经口感染

   D. 与患者密切接触经呼吸道传染

   E. 接触患者的血液经伤口感染

2. 细菌性痢疾的主要病变部位是 ……………………………………………………… ( )

   A. 回肠末端 B. 乙状结肠与直肠 C. 升结肠 D. 降结肠

   E. 累及整个肠道

3. 目前细菌性痢疾的病原治疗首选 ……………………………………………………… ( )

   A. 氯霉素 B. 四环素 C. 磺胺类药物 D. 氟喹诺酮类药物

   E. 呋喃唑酮

4. 慢性菌痢是指病程超过 …………………………………………………………………… ( )

   A. 1个月 B. 2个月 C. 3个月 D. 4个月

   E. 6个月

5. 中毒性痢疾的临床特征,下列哪项是错误的 …………………………………………… ( )

   A. 突起高热、昏迷、休克 B. 毒血症早于消化道症状

C.感染性休克可为主要表现　　　　　D.可出现反复惊厥

E.腹痛明显

6.中毒型菌痢多见于 ··· (　　)

A.新生儿　　　　　B.婴幼儿　　　　　C.儿童　　　　　D.成人

E.老人

7.在我国,多年来多数地区细菌性痢疾流行的致病菌群是 ·························· (　　)

A.志贺菌属 A 群　　　　　　　　　　B.志贺菌属 B 群

C.志贺菌属 C 群　　　　　　　　　　D.志贺菌属 D 群

E.以上都不是

8.细菌性痢疾患者的典型粪便呈 ·· (　　)

A.稀水样便　　　B.糊状便　　　C.黏液脓血便　　　D.果酱样便

E.柏油样便

9.住院菌痢患者,临床症状消失后的出院标准是 ··································· (　　)

A.血常规检查正常　　　　　　　　　B.大便镜检无脓细胞

C.体温正常　　　　　　　　　　　　D.连续 2 次大便培养阴性

E.以上都不是

10.菌痢腹泻的特点不包括 ·· (　　)

A.每日可达 10～20 次　　　　　　　B.每次量少

C.伴有明显里急后重　　　　　　　　D.黏液脓血便

E.有腥臭味

11.确诊中毒性痢疾的依据是 ·· (　　)

A.夏秋季急性起病,高热　　　　　　B.黏液脓血便

C.腹泻、呕吐　　　　　　　　　　　D.血压下降

E.大便检查发现痢疾杆菌

12.下列关于菌痢的粪便常规检查特点,哪项不正确 ························· (　　)

A.大量 WBC　　　B.大量 RBC　　　C.大量脓细胞　　　D.少量 RBC

E.发现巨噬细胞有助于诊断

【A2 型选择题】

1.患儿,男,10 岁。3 天来体温持续升高,达 40℃,伴腹痛、腹泻、里急后重,大便每天十

余次,量少,为黏液脓血便。此患者最可能的诊断是 ························· (　　)

A.肝炎　　　　　B.伤寒　　　　　C.结肠炎　　　　　D.斑疹伤寒

E.细菌性痢疾

2.患儿,男,10 岁,突发寒战、高热、抽搐、昏迷,T 40.5℃,P 140 次/分,BP 61/32mmHg,

口唇发绀。实验室检查:WBC $15×10^9$/L,N 0.82,肛拭子取便,镜检:脓细胞(＋),拟

诊断为细菌性痢疾,正确的类型是 ·· (　　)

A.中毒性细菌性痢疾(脑型)　　　　　B.慢性细菌性痢疾急性发作

C.急性细菌性痢疾(普通型)　　　　　D.中毒性细菌性痢疾(休克型)

E.中毒性细菌性痢疾(混合型)

3.患儿,3 岁,9 月 19 日突然出现发热、惊厥,经询问该患儿平日吃东西不注意卫生,18

日吃生地瓜,没洗,该患儿可能是 ·· (　　)

  A.急性上呼吸道感染   B.急性支气管炎

  C.急性细菌性痢疾   D.急性喉炎

  E.急性肾小球肾炎

【A3 型选择题】

[1～5 题共用题干] 患者,男,18 岁,中学生,8 月 2 日急性起病,高热 4 小时,大便水泻 2 次来院急诊。体检:T 39.5℃,面色苍白,四肢冷,脉细速,神志模糊,BP 75/60mmHg, WBC $25.0×10^9/L$,N 0.85,L 0.15。

1.患者最可能出现 ……………………………………………………………(   )

  A.流行性乙型脑炎   B.霍乱

  C.中毒型菌痢   D.败血症

  E.脑型疟疾

2.为迅速明确诊断,应立即进行的检查是 ………………………………(   )

  A.血液中找疟原虫   B.血培养+药敏

  C.脑脊液常规   D.粪便常规检查

  E.血液生化检查

3.此例患者应立即进行的处理是 ……………………………………………(   )

  A.积极物理降温   B.镇静

  C.使用扩容+抗菌药   D.应用血管活性药物

  E.激素解毒

4.该患者最主要的护理诊断是 …………………………………………………(   )

  A.体温过高   B.组织灌注量的改变

  C.腹泻   D.疼痛:腹痛

  E.营养失调:低于机体需要量

5.该患者的隔离方式,正确的是 ……………………………………………(   )

  A.消化道隔离至症状消失后 7 天   B.消化道隔离至大便培养 1 次阴性

  C.消化道隔离至症状消失 3 天   D.消化道隔离至大便培养连续 3 次阴性

  E.消化道隔离至症状消失

【参考答案】

一、常见基本问题

  A.细菌性痢疾的预防措施:①管理传染源:细菌性痢疾的传染源为患者和带菌者,管理传染源应对患者进行消化道隔离至症状消失,粪便培养连续 2 次阴性为止;对餐饮业、自来水厂及保育工作人员应定期进行粪便培养,发现带菌者应将其调离工作岗位,并进行彻底治疗,对接触者观察 1 周。②切断传播途径:注意个人饮食卫生,饭前便后要洗手,避免生冷饮食。③保护易感人群:预防细菌性痢疾可口服多价痢疾减毒活菌苗;流行期间,口服大蒜、马齿苋、白头翁等也有一定预防效果。

  B.对急性细菌性痢疾患者进行健康教育的内容:①进行急性痢疾的疾病知识教育:休息、饮食、饮水的措施;按要求进行肛门周围皮肤自我护理;按要求留取粪便标本;嘱患者及时、按时、按量、按疗程坚持服药。②讲解出院后注意事项:避免过劳、受凉、暴饮暴食;要注意饮食卫生,避免不洁饮食。

二、填空题

A. 休克型　脑型　混合型

B. 痢疾志贺菌属　福氏志贺菌属　鲍氏志贺菌属　宋内志贺菌属　福氏志贺菌属

三、选择题

A1 型选择题：1C、2B、3D、4B、5E、6C、7B、8C、9D、10E、11E、12B

A2 型选择题：1E、2E、3C

A3 型选择题：1C、2D、3C、4B、5E

（陈燕）

任务二　细菌性食物中毒

▶▶▶ 护理案例 ◀◀◀

病史摘要

患者,女,20 岁,学生。因"腹痛、腹泻 2 小时,呕吐 4 次"入院。患者晚餐与同学聚会,餐后不久即出现上腹部剧烈疼痛,呈阵发性绞痛,伴有恶心、呕吐及腹泻,呕吐物为胃内容物,量较多,无咖啡样液,大便为黄色稀糊便,无黏液及脓血,共 3～4 次,自觉发热,感头晕。送至我院急诊,查血常规,WBC 12.7×10^9 /L,N 0.92。粪便镜检有白细胞及少量红细胞。拟诊断"细菌性食物中毒"收住入院。

工作过程

1. 护理评估要点　此患者临床诊断为细菌性食物中毒,护士应该将患者安置在消化道隔离病房实行床旁隔离。评估要点如下:①流行病学资料:发病季节为夏季,询问有无不洁饮食史;同餐者是否有类似发病情况。②症状评估:该病例潜伏期短,进食后数小时内发病,上腹部阵发性绞痛,有恶心、呕吐,为胃内容物,腹泻,黄色稀糊便,伴畏寒、发热,症状与典型食物中毒相似。③护理体检:腹软,脐周有压痛,无反跳痛,肠鸣音活跃。④实验室检查:外周血白细胞数增高及中性粒细胞增高;粪便镜检有少量白细胞及红细胞。

2. 主要护理问题　①有体液不足的危险:与呕吐、腹泻导致大量体液丢失有关;②腹泻:与细菌及其毒素作用于胃肠道黏膜有关;③疼痛,腹痛:与胃肠道炎症及痉挛有关;⑤潜在并发症:酸中毒、电解质紊乱、休克。

3. 护理目标　①及时补液,防止水、电解质紊乱及酸中毒等并发症发生;②腹痛减轻或消失;③呕吐、腹泻逐渐好转;④让患者了解预防细菌性食物中毒的卫生知识。

4. 护理措施　①消化道隔离:床旁隔离;②呕吐有助于清除胃肠道内的毒素,一般不予止吐处理,呕吐后帮助患者及时清除呕吐物、清水漱口,保持口腔清洁和床单位整洁;③腹痛应注意腹部保暖,禁用冷饮,遵医嘱使用解痉剂;④腹泻有助于清除胃肠道内毒素,一般不止泻;⑤严密观察呕吐物和大便性质、量、次数,及时协助将呕吐物和大便送检,注意观察患者的血压、神志、面色、皮肤弹性的变化,严格记录 24 小时出入量,及时发现脱水、酸中毒及周围循环衰竭等征象;⑥疾病知识指导及预防宣教。

(邱惠萍)

▶▶▶ 同步训练 ◀◀◀

一、名词解释

细菌性食物中毒

二、常见基本问题

细菌性食物中毒暴发流行的共同特征有哪些?

三、填空题

A. 细菌性食物中毒主要分(　　　　)和(　　　　)两型。

B. 引起胃肠型食物中毒最常见的病原菌为(　　　　　)。引起神经型食物中毒的病原菌为(　　　　),神经型食物中毒以(　　　　)病变为主要表现。

四、选择题

【A1 型选择题】

1. 关于胃肠型食物中毒下列哪项不正确 ┈┈┈┈┈┈┈┈┈┈ (　　)

　　A. 进食被污染食物而感染

　　B. 发病比较集中

　　C. 以急性胃肠炎为主要表现

　　D. 各种细菌引起的中毒及感染症状相似,以对症治疗为主

　　E. 只发生在夏秋季

2. 不属于胃肠型食物中毒患者的护理诊断是 ┈┈┈┈┈┈┈┈ (　　)

　　A. 有体液不足的危险　　　　　　　B. 腹泻

　　C. 腹痛　　　　　　　　　　　　　D. 潜在并发症:酸中毒、休克

　　E. 呼吸衰竭

3. 关于神经型食物中毒,下列哪项是错误的 ┈┈┈┈┈┈┈┈ (　　)

　　A. 中毒剂量越大,潜伏期越短,病情越重

　　B. 患者神志不清,感觉正常,无发热

　　C. 突然起病,以神经系统症状为主

　　D. 有眼肌、咽肌瘫痪,重者可出现呼吸困难

　　E. 婴儿患者首发症状常为便秘

4. 神经型食物中毒治疗措施中最重要的是 ┈┈┈┈┈┈┈┈ (　　)

　　A. 洗胃　　　　　　　　　　　　　B. 清洁灌肠

　　C. 吸氧　　　　　　　　　　　　　D. 应用多价抗毒血清

　　E. 使用大剂量青霉素

5. 神经型食物中毒主要是由于食物中含有 ┈┈┈┈┈┈┈┈ (　　)

　　A. 肉毒杆菌　　　　　　　　　　　B. 蜡样芽孢杆菌

　　C. 大肠杆菌　　　　　　　　　　　D. 葡萄球菌

　　E. 副溶血弧菌

6. 胃肠型食物中毒最常见的病原菌是 ┈┈┈┈┈┈┈┈┈┈ (　　)

A. 蜡样芽孢杆菌 　　　　　　　　B. 大肠杆菌

C. 副溶血性弧菌 　　　　　　　　D. 沙门杆菌属

E. 金黄色葡萄球菌

【A2 型选择题】

1. 患者,男,25 岁,因"恶心、呕吐、腹痛腹泻 1 小时"入院,诊断为"胃肠型食物中毒",对该患者的护理下列哪项不正确 ⋯⋯⋯⋯⋯⋯⋯⋯⋯⋯⋯⋯⋯⋯⋯⋯⋯⋯⋯⋯ (　　)

A. 严密观察呕吐物和大便性质、量、次数

B. 吐泻剧烈者需定时监测生命体征

C. 及时止吐,防止体液进一步丢失

D. 鼓励多饮水,早期不用止泻剂

E. 注意保暖,禁用冷饮

2. 某公司职工 20 余人,中午在食堂就餐 3 小时后出现腹痛、腹泻、呕吐等症状,并伴有恶心、呕吐,呕吐物为食用的食物,送至医院急诊就诊,最有可能是 ⋯⋯⋯⋯⋯ (　　)

A. 菌痢 　　　　　B. 中暑 　　　　　C. 胃溃疡 　　　　　D. 急性胃肠炎

E. 细菌性食物中毒

【A3 型选择题】

[1～3 题共用题干] 　某制鞋厂部分工人傍晚后相继出现呕吐、腹部阵发性绞痛、腹泻,大便为黄色水样便。该厂工人中午均在食堂就餐。

1. 最可能的诊断为 ⋯⋯⋯⋯⋯⋯⋯⋯⋯⋯⋯⋯⋯⋯⋯⋯⋯⋯⋯⋯⋯⋯⋯⋯⋯ (　　)

A. 细菌性食物中毒 　　　　　　　　B. 细菌性痢疾

C. 霍乱 　　　　　　　　　　　　　D. 非细菌性食物中毒

E. 肉毒中毒

2. 主要的治疗措施为 ⋯⋯⋯⋯⋯⋯⋯⋯⋯⋯⋯⋯⋯⋯⋯⋯⋯⋯⋯⋯⋯⋯⋯⋯ (　　)

A. 及早使用抗菌药物 　　　　　　　B. 及时洗胃、灌肠

C. 及早使用多价抗毒血清 　　　　　D. 及时按消化道隔离患者

E. 根据患者情况及时补充液体

3. 目前最主要的护理问题是 ⋯⋯⋯⋯⋯⋯⋯⋯⋯⋯⋯⋯⋯⋯⋯⋯⋯⋯⋯⋯⋯ (　　)

A. 有体液不足的危险 　　　　　　　B. 腹泻

C. 疼痛:腹痛 　　　　　　　　　　D. 潜在并发症:酸中毒、休克

E. 呼吸衰竭

[4～7 题共用题干] 　患者,女,42 岁,因"头晕、乏力、恶心、视物模糊 2 日"入院。第 3 天出现双眼睑下垂,吞咽及发音困难,后突然病情加重,抢救无效而死亡。据调查该患者生前曾食用罐头食品,后疾控中心从剩余的罐头食品中分离出肉毒杆菌。

4. 该患者最可能的临床诊断是 ⋯⋯⋯⋯⋯⋯⋯⋯⋯⋯⋯⋯⋯⋯⋯⋯⋯⋯⋯⋯ (　　)

A. 脑炎 　　　　　　　　　　　　　B. 胃肠型食物中毒

C. 面神经炎症 　　　　　　　　　　D. 神经型食物中毒

E. 中毒性菌痢

5. 该患者入院时最主要的护理诊断是 ⋯⋯⋯⋯⋯⋯⋯⋯⋯⋯⋯⋯⋯⋯⋯⋯⋯ (　　)

A. 体液不足 　　　　　　　　　　　B. 潜在并发症:呼吸衰竭

C. 营养失调 　　　　　　　　　　　D. 焦虑

E. 活动无耐力

6. 该患者最关键的护理措施是 ……………………………………………… ( )

    A. 遵医嘱使用抗生素   B. 及时洗胃、导泻

    C. 对症治疗   D. 积极补液,抗休克

    E. 以上都不是

7. 导致该患者死亡的最可能原因是 …………………………………………… ( )

    A. 脑疝形成   B. 中枢性呼吸衰竭

    C. 循环衰竭   D. 中毒性休克

    E. 外周性呼吸衰竭

【参考答案】

一、名词解释

细菌性食物中毒:指进食被细菌或细菌毒素污染的食物而引起的急性感染中毒性疾病。

二、常见基本问题

细菌性食物中毒暴发流行的共同特征:①多发生于夏秋季;②发病突然,时间集中,潜伏期短;③发病限于进食同一种污染食物者,病情轻重常与进食量有关;④停止进食受污染食物,疫情便可控制。

三、填空题

    A. 胃肠型食物中毒   神经型食物中毒

    B. 沙门菌属   肉毒杆菌   中枢神经系统

四、选择题

    A1 型选择题:1E、2E、3B、4D、5D、6D

    A2 型选择题:1C、2E

    A3 型选择题:1A、2E、3A、4D、5B、6B、7B

(邱惠萍)

任务三 伤 寒

▶▶▶ 护理案例 ◀◀◀

病史摘要

患者,男,32 岁,15 天前出现低热,乏力,之后体温逐日上升,近一周体温持续在 39.0～39.5℃ 水平,伴有明显腹胀、食欲不振入院。体检:T 39.6℃,P 90 次/分,BP 95/75mmHg,表情呆滞,前胸部可见 3 个淡红色小斑丘疹,心肺听诊无殊,肝肋下 1.5cm,脾肋下 2cm。查血常规:WBC 4.8×10⁹/L,N 0.50,L 0.48,M 0.02,E 0;ALT 100U/L,抗 HBs(＋),肥达试验 O 抗原 1:160,H 抗原 1:160。拟以"伤寒"收住入院。

工作过程

1. 护理评估要点　此患者临床诊断为伤寒,护士应该将患者安置在消化道隔离病房。评估要点如下:①流行病学资料:询问有无不洁饮食史、当地是否有伤寒正在流行、是否有过伤寒病史、预防接种史以及与伤寒患者接触史。②症状评估:该患者持续发热 15 天,为稽留热,伴全身中毒症状、表情淡漠呆滞、食欲不振、腹胀。③护理体检:高热、相对缓脉、有玫瑰疹,肝脾肿大。④心理社会状况评估:病程较长,对疾病引起的各种不适与变化有焦虑、恐惧等不良心理反应,不理解病程中限制饮食、消毒隔离的意义,有急躁情绪。⑤实验室检查:血常规白细胞计数减少及中性粒细胞、嗜酸性粒细胞降低;肥达试验阳性。

2. 主要护理问题　①体温过高:与伤寒杆菌致毒血症有关;②营养失调,低于机体需要量:与高热与消化道症状有关;③有传播感染的可能:与粪便排菌有关;⑤潜在并发症:肠出血或肠穿孔。

3. 护理目标　①3 天内体温逐渐下降至正常;②能说出营养失调发生的原因,明确饮食管理对本病的重要性,切实执行各项饮食措施;③便秘及腹胀减轻或消失;④患者焦虑减轻或消除;⑤不发生并发症或并发症能及时发现和纠正。

4. 护理措施　①消化道隔离:隔离至体温连续正常 15 天或每隔 5 天大便培养 1 次,连续 2 次阴性;②休息与饮食指导:特别注意对饮食的要求;③对症护理:如高热护理,腹胀、便秘护理,皮肤、口腔护理等;④病情观察:注意观察发热程度及热型,密切监测生命体征,及早识别肠道并发症的征象,如血压下降、脉搏增快、出冷汗、便血、腹部压痛、腹肌紧张等;⑤心理护理;⑥给予疾病知识的指导及预防宣教。

(邱惠萍)

▶▶▶ 同步训练 ◀◀◀

一、名词解释

　　伤寒　肥达试验　伤寒复发　伤寒再燃

二、常见基本问题

　　A. 伤寒极期的临床表现主要有哪些?

　　B. 简述伤寒患者"潜在并发症:肠出血和肠穿孔"的护理措施。

三、填空题

　　A. 引起伤寒暴发流行的主要传播方式是(　　　　　　　)。

　　B. 伤寒极期最常见的并发症是(　　　　　　)和(　　　　　　　)。

四、选择题

【A1 型选择题】

1. 伤寒患者传染性最强的时期是 …………………………………………………(　　　)

　　A. 发病后 2～4 周　　B. 发病后 2～5 周　　C. 发病后 3～5 周　　D. 发病后 2～6 周

　　E. 发病后 2～3 周

2. 引起伤寒不断传播流行、有重要的流行病学意义的传染源是 …………………(　　　)

　　A. 潜伏期带菌者　　B. 初期患者　　　　C. 极期患者　　　　D. 恢复期患者

　　E. 慢性带菌者

3. 伤寒病变的好发部位是 ·· ( )

    A. 回肠下段   B. 空肠上段   C. 十二指肠   D. 升结肠

    E. 乙状结肠

4. 治疗伤寒的首选抗生素是 ·· ( )

    A. 头孢菌素类   B. 氯霉素   C. 磺胺类   D. 喹诺酮类

    E. 氨苄西林

5. 典型伤寒的血白细胞检查特点为 ······································ ( )

    A. WBC 升高、E 减少、L 升高   B. WBC 减少、E 减少、L 升高

    C. WBC 升高、E 升高、L 减少   D. WBC 减少、E 升高、L 减少

    E. WBC 升高、E 升高、L 升高

6. 对伤寒腹胀患者护理不正确的是 ······································ ( )

    A. 用松节油热敷腹部   B. 肛管排气

    C. 生理盐水低压灌肠   D. 可进食奶类食物

    E. 可轻轻按摩腹部,协助轻轻翻身

7. 对曾使用过抗生素,疑为伤寒患者,最有价值的检查是 ···················· ( )

    A. 粪培养   B. 骨髓培养   C. 血培养   D. 肥达试验

    E. 血嗜酸性粒细胞计数

【A2 型选择题】

1. 患者,男,48 岁,因持续发热 2 周余,伴有纳差、乏力、腹胀入院,入院前 3 天体温波动在 39.0~39.5℃,门诊拟以"伤寒"收治。对此患者护理不正确的是 ················ ( )

    A. 监测生命体征

    B. 做好皮肤护理、口腔护理

    C. 用大剂量退热剂降温

    D. 记录 24 小时出入量,补充足够水分及营养

    E. 物理降温

2. 一伤寒患者,高热持续 3 周后体温开始下降,症状逐渐减轻,食欲好转。为缓解便秘,促进排便,患者开始下床活动。在一次排便后,患者出现头晕、面色苍白、烦躁、出冷汗、血压下降等表现,提示患者出现了 ································ ( )

    A. 肠出血   B. 肠穿孔   C. 中毒性心肌炎   D. 中毒性肺炎

    E. 血栓性静脉炎

3. 一伤寒患者突发持续右下腹剧痛,体检:腹部压痛、反跳痛(＋),应考虑最大可能是 ··· ( )

    A. 阑尾炎   B. 肠穿孔   C. 肠出血   D. 肠炎

    E. 便秘

【A3 型选择题】

[1~3 题共用题干]   患者,男,发热 2 周,T 39.6℃,P 92 次/分,有腹部不适,精神恍惚,前胸部有淡红色斑丘疹,临床怀疑伤寒。

1. 为确定诊断,最适宜的方法为 ·· ( )

    A. 血培养   B. 肥达试验   C. 粪便培养   D. 骨髓培养

    E. 血常规

2．该患者入院时最主要的护理诊断是 ……………………………………（　　）

　　A．体温过高　　　　　　　　　　B．营养失调

　　C．有传播感染的危险　　　　　　D．皮肤完整性受损

　　E．潜在并发症:肠穿孔

3．该患者入院时宜采取正确的隔离措施为 ……………………………（　　）

　　A．消化道隔离至症状消失,粪便培养阴性

　　B．消化道隔离至体温正常后 10 天

　　C．消化道隔离至症状消失,粪便培养连续 2 次阴性

　　D．消化道隔离至症状消失,粪便培养连续 3 次阴性

　　E．消化道隔离至症状消失,每隔 5～7 天做粪便培养 1 次,连续 2 次阴性

【参考答案】

一、名词解释

伤寒:由伤寒沙门菌引起的、经粪—口途径传播的急性肠道传染病。临床上以持续高热、相对缓脉、全身中毒症状、消化道症状、玫瑰疹、肝脾肿大及白细胞减少为特征。

肥达试验:用已知的伤寒杆菌"O"、"H"抗原,副伤寒杆菌甲、乙、丙的鞭毛抗原"A"、"B"、"C"等 5 种抗原,测定患者血液中的相应抗体,此抗原与抗体的凝集反应,称肥达反应。

伤寒复发:少数伤寒患者在热退后 1～3 周,临床症状再次出现,血培养再度阳性,称为伤寒复发。

伤寒再燃:部分伤寒患者在缓解期,体温下降但尚未恢复正常时又重新升高,称为再燃。再燃时体温可持续 5～7 天,血培养可为阳性。

二、常见基本问题

A．伤寒极期的主要临床表现:①高热;②消化道症状,如食欲不振、腹部不适、腹胀、便秘或腹泻;③神经系统精神恍惚、表情淡漠等特殊中毒症状;④循环系统相对缓脉;⑤玫瑰疹;⑥肝脾肿大;⑦右下腹压痛。

B．潜在并发症(肠出血和肠穿孔)的护理措施:①避免诱因:避免饮食不当,及时处理便秘、腹泻、腹胀。②观察并发症的征象:密切监测生命体征,及早识别肠道并发症的征象,如血压下降、脉搏增快、出冷汗、便血、腹部压痛、肌紧张等,一旦发现异常及时通知医生并配合处理。③便秘、腹胀和腹泻的护理:便秘患者排便时忌过分用力,必要时用开塞露或生理盐水低压灌肠。腹胀患者除调节饮食外,可用松节油腹部热敷或肛管排气。④肠出血和肠穿孔的护理:肠出血者要绝对卧床休息,保持安静,必要时给镇静剂,密切观察患者面色、脉搏、血压变化及每次大便的量和颜色;肠穿孔患者在密切监测生命体征的同时,积极准备手术治疗。

三、填空题

A．水源污染传播

B．肠出血　肠穿孔

四、选择题

A1 型选择题:1A、2E、3A、4D、5B、6D、7B

A2 型选择题:1C、2A、3B

A3 型选择题:1A、2A、3E

（邱惠萍）

任务四 阿米巴病

>>> 护理案例 <<<

 病史摘要

　　患者,女,22岁,发热、黄疸、肝区疼痛伴肿块。患者几年前有痢疾史。近年来伴发热咳嗽,X线胸透见右肋夹角模糊,当地医院诊断为肺结核治疗半年余,症状未见改善。近两个月来,经常发热、乏力、消瘦、黄疸进行性加重,右上腹出现压痛,经查有较大的占位性病变,遂诊断为肝癌,转入院。患者长期居住西藏拉萨地区,平素喜食生的牛羊肉类。两年前曾去位于中印边界的亲戚家做客,当地有喝生水的习惯。体检:神萎消瘦,皮肤黄染,T 38.7℃,P 90次/分;右上腹有明显压痛,肝肋下2指可触及;腹部B超见肝区中部有3cm×4cm×2.5cm的囊肿性灶,可见液平,诊断为肝脓肿。粪便检查见阿米巴包囊。经两个疗程的抗阿米巴治疗,病情日见好转,症状逐渐消退,肝脓肿消失,黄疸消退,食欲增加,痊愈后返回西藏。

 工作过程

　　1. 护理评估要点　此患者临床诊断为肝左叶阿米巴性脓肿,护士应该对患者进行必要的隔离。阿米巴肝脓肿要按消化道传染病隔离,抽出的肝浓汁或患者排出的粪便,应及时送检阿米巴滋养体。评估要点如下:①询问病史:有接触史,患者有喝生水的习惯;主要症状为发热、黄疸、肝区疼痛;②护理体检:主要阳性体征为T 38.7℃,右上腹有明显压痛,肝肋下2指可触及;③辅助检查:腹部B超见肝区中部有3cm×4cm×2.5cm的囊肿性灶;④实验室检查:粪便检查见阿米巴包囊。

　　2. 主要护理问题　①腹泻;②疼痛;③营养失调:低于机体需要量;④潜在并发症:腹腔感染;⑤有体液不足的危险;⑥活动无耐力;⑦有传播感染的危险。

　　3. 护理目标　腹痛及肿块消失,无气急、呕吐症状;患者了解发病的原因,并保持饮食卫生与休息;注意用药安全;明确随诊复查的主要内容与要求。

　　4. 护理措施　①一般护理:安静卧床,按高热患者常规护理;②饮食护理:给高蛋白、高热量、高维生素、低脂肪、易消化的饮食;③阿米巴肝脓肿的护理:备好肝穿刺排脓物品,协助医师做好肝穿刺排脓,肝穿刺时观察血压、脉搏等情况,肝穿刺后注意内出血;④用药的护理:常用氯喹、甲硝唑等药,治疗期间应注意其副作用,如恶心、呕心、腹泻等;⑤病情观察:严密观察病情变化,如患者实然出现腹部剧烈疼痛、脉快、面色苍白、血压下降等现象,应注意是否有脓肿破溃或出现其他并发症,并立即通知医师;⑥健康宣教:加强与患者沟通,做好健康宣教工作及患者的心理疏导工作。

(陈 燕)

➤➤➤ 同步训练 ◄◄◄

一、名词解释

阿米巴肝脓肿

二、常见基本问题

如何鉴别阿米巴痢疾患者与细菌性痢疾患者？

三、填空题

阿米巴病系溶组织阿米巴原虫侵入组织所引起。原发病变在结肠,表现为(　　　　　)或(　　　　　)。肠道阿米巴可通过血流引起继发病变,主要表现为(　　　　　),肺、脑等脏器亦可发生(　　　　　),还可蔓延,造成宫颈、阴道、皮肤等邻近部位的病变。

四、选择题

【A1型选择题】

1.肠阿米巴病最常见的病变部位是 ……………………………………………………(　　)

　A.盲肠、升结肠　　　B.直肠、乙状结肠　　C.空肠、回肠　　　　D.盲肠、回肠

　E.结肠、空肠

2.阿米巴病组织损伤主要是由以下哪个引起的 …………………………………………(　　)

　A.溶组织内阿米巴的机械性损伤　　　B.溶组织内阿米巴释放的毒素

　C.迟发型变态反应　　　　　　　　　D.继发感染

　E.溶组织内阿米巴的接触性溶解细胞作用及水解酶使组织破坏

3.暴发型肠阿米巴病发生的直接原因是 ………………………………………………(　　)

　A.感染原虫的数量多

　B.机体免疫功能低下

　C.机体对原虫过敏反应

　D.继发细菌感染,黏膜发生广泛急性炎症改变

　E.虫株毒力强

4.确诊肠阿米巴痢疾依赖于 ……………………………………………………………(　　)

　A.腹泻腹痛全身症状轻,抗菌药物治疗无效

　B.暗红色果酱样大便

　C.大便镜检有红细胞、白细胞及夏—雷结晶

　D.大便中发现阿米巴滋养体

　E.甲硝唑治疗后腹泻好转

5.溶组织内阿米巴原虫侵入肝脏最主要的途径是 ……………………………………(　　)

　A.穿透结肠壁直接入肝　　　　　　B.经胆管逆行入肝

　C.经门静脉入肝　　　　　　　　　D.经肝静脉入肝

　E.经局部淋巴管入肝

6.关于阿米巴肝脓肿和细菌性肝脓肿的鉴别诊断,最重要的指标是 …………………(　　)

　A.起病缓急　　　　　　　　　　　B.毒血症状轻重

　C.脓肿的个数和大小　　　　　　　D.脓液的颜色

　E.局部症状的轻重

7.肝阿米巴病各种穿破性并发症,最危险的是发生于 ………………………………(　　)

A. 胸腔和肺   B. 心包   C. 腹腔   D. 胃和十二指肠

E. 肾脏

【A2 型选择题】

1. 患者,男,30岁,农民,腹痛、腹泻半个月,大便4～8次/天,量多,暗红色,有腥臭,肉眼可见血液及黏液,无发热,左下腹隐痛。大便镜检:WBC ＋＋/HP,RBC ＋＋/HP。最可能的诊断是 ·· ( )

A. 急性菌痢   B. 血吸虫病   C. 弯曲菌肠炎   D. 阿米巴痢疾

E. 慢性非特异性溃疡性结肠炎

2. 患者,男,35岁,发热36天,体温37～38℃,伴右上腹疼痛、盗汗,消瘦明显。体检:右下肺呼吸音减弱,局部皮肤水肿,肝肋下3cm,有压痛及叩痛。血象:Hb 100g/L,WBC 12×10⁹/L,N 0.80,L 0.20。2年前有慢性腹泻史。最可能的诊断是 ········· ( )

A. 阿米巴肝脓肿   B. 细菌性肝脓肿   C. 肺脓肿   D. 肝癌

E. 肺结核

3. 患者,男,50岁,农民,腹泻20天,大便5～8次/天,呈暗红色糊状,量多,有腥臭味,无明显发热及里急后重,当地医院给予诺氟沙星治疗7天,无明显好转。大便常规:暗红色,含血及黏液,WBC ＋＋/HP,RBC ＋＋/HP,发现夏—雷结晶。使用下列哪种药物处理较为妥当 ··· ( )

A. 甲硝唑   B. 甲硝唑、喹碘仿   C. 依米丁   D. 依米丁、喹碘仿

E. 喹碘仿

【A3 型选择题】

[1～4题共用题干] 患者,男,52岁,持续发热,右季肋部胀痛1月,T 37～39℃,盗汗消瘦明显,4天前突然出现咳嗽,每天吐咖啡色痰100～200ml,2天来咳痰渐停止,T 38.5℃,P 90次/分,慢性病容,皮肤、巩膜无黄染,右下胸稍隆起,局部有水肿,压痛明显,右下肺呼吸音减弱,可闻及细湿啰音,肝右肋下2cm,质中等,明显触痛。血象:Hb 110g/L,WBC 12.2×10⁹/L,N 0.78,L 0.22。胸透:右膈抬高,活动受限,右侧胸腔积液。

1. 最可能的诊断为 ··· ( )

A. 结核性胸膜炎   B. 支气管扩张并感染

C. 细菌性肝脓肿并向胸腔肺穿破   D. 肝癌肺部转移

E. 阿米巴肝脓肿并胸膜—肺—支气管瘘

2. 确诊最重要的手段是 ··· ( )

A. CT 扫描   B. 阿米巴血清学检查

C. 肝穿刺抽脓   D. 抗阿米巴诊断性治疗

E. B 超检查

3. 下面处理不正确的是 ··· ( )

A. 肝穿刺抽脓   B. 甲硝唑治疗   C. 氯喹   D. 抗生素

E. 立即手术引流

4. 该患者目前最主要的护理诊断为 ··· ( )

A. 腹泻   B. 营养失调:低于机体需要量

C. 有体液不足的危险   D. 潜在并发症:腹腔感染

E. 潜在并发症:呼吸衰竭

【参考答案】

一、名词解释

阿米巴肝脓肿：是阿米巴肠病最常见的并发症，以长期发热、右上腹或右下胸痛、全身消耗及肝大压痛、血白细胞增多等为主要临床表现，且易导致胸部并发症。

二、常见基本问题

细菌性痢疾与阿米巴痢疾的鉴别要点见下：

	阿米巴痢疾	细菌性痢疾
流行特征	多散发	多为散发,也可流行
潜伏期	数周至数月	数小时或1周
临床表现	毒血症及症状轻；右下腹痛；粪量多，恶臭，豆瓣酱样便	毒血症及症状重；左下腹痛；粪量少，为脓血样便
镜检	白细胞少,红细胞多,粪便中可找到阿米巴滋养体及包囊	白细胞多,可找到巨噬细胞,粪便中可找到痢疾杆菌

三、填空题

痢疾　肠道功能紊乱　肝脓肿　脓肿

四、选择题

A1 型选择题：1A、2C、3D、4D、5C、6D、7B

A2 型选择题：1D、2A、3B

A3 型选择题：1E、2C、3E、4E

（陈燕）

任务五　麻　疹

▶▶▶ 护理案例 ◀◀◀

病史摘要

患儿，男，6岁，因"发热5天，出疹2天"入院。患儿5天前出现发热、咳嗽、畏光、流泪，T 38.2℃。2天前开始出现皮疹，最初见于耳后，逐渐延及全身。体检：T 39.8℃，精神差，高热病容，全身皮肤可见散在淡红色斑丘疹，大小不等，为充血性皮疹，压之退色，疹间皮肤正常。双侧眼结膜充血明显，咽部充血，咽部双侧扁桃体Ⅱ°肿大，口腔颊黏膜可见 Koplik 斑。心界不大，HR 120次/分，律齐，瓣膜区未闻及病理性杂音。腹软，无压痛、反跳痛及肌紧张，肝脾未触及。患儿病前在当地幼儿园上学，同园小朋友中有3例类似患者。

工作过程

1. 护理评估要点 此患者临床诊断为麻疹,护士应该将患者安置在呼吸道隔离病房。评估要点如下:①流行病学资料:询问近期有无麻疹接触史,该患儿所在幼儿园有麻疹流行;是否接种过疫苗,何时接种;以往是否患过麻疹等情况。②症状评估:目前有上呼吸道感染和眼结膜充血、发热、咳嗽、畏光、流泪等症状。③护理体检:测量生命体征,T 39.8℃。双侧眼结膜充血明显,扁桃体Ⅱ°肿大,口腔内可见 Koplik 斑。全身皮肤有散在淡红色斑丘疹,压之退色,疹间皮肤正常。心肺检查阴性。④心理社会状况评估:麻疹为普通传染病,但如有并发症处理不及时,可危及生命。因此应评估家长对麻疹病情、隔离及疾病护理等知识的了解程度,患儿及家属反应,是否有焦虑、恐惧等。

2. 主要护理问题 ①体温过高:与麻疹病毒感染有关;②皮肤完整性受损:与病毒血症致皮肤黏膜浅表血管病变有关;③营养失调:低于机体需要量:与高热消耗、食欲下降有关;④潜在并发症,支气管肺炎、喉炎:与抵抗力下降,并发细菌感染有关;⑤潜在并发症,麻疹脑炎:与麻疹病毒侵犯脑组织有关;⑥有传播感染的可能:与呼吸道排出病毒有关。

3. 护理目标 体温正常,一般情况良好;皮肤无破溃,无继发感染发生,皮疹消退;营养状况改善,体重不下降;无并发症发生。

4. 护理措施 ①实施呼吸道隔离:隔离至出疹后5天,若有并发症延长至10天。如居家治疗,须将其安置在单人房间(婴幼儿可由家长陪伴),室内应开窗通风,限制外人尤其易感儿童进屋探视。②饮食护理:给营养丰富易于消化的流质或半流质饮食。多喝温开水,保证足够的水分摄入,以利于排毒、透疹、降温。③保持皮肤、口腔、鼻腔及眼的清洁:发疹期应清洁皮肤,勤翻身和更换内衣。眼分泌物多时,可用生理盐水或2%硼酸水清洗。④体温过高的护理:出疹期一般不用强力退热剂,禁用冷敷,忌用酒精擦浴,以免妨碍出疹。体温在39.5℃以上时,可酌情给小剂量退热药,如安乃近滴鼻,以防惊厥。⑤并发症的观察:如出疹时高热骤退或疹出齐后高热不退,患者出现烦躁不安、呼吸急促、心率加快等症状则提示有并发症发生,应及时报告医生并协助做好相应处理。⑥预防和健康教育:做好麻疹的预防宣传,要大力宣传预防接种的重要作用。对麻疹的密切接触者应医学观察3~4周,以便早期进行隔离和治疗。流行期间易感儿不要去公共场所。未患过麻疹的小儿均应接种麻疹减毒活疫苗。年幼体弱者接触麻疹患者后,应争取在5日内肌注人血丙种球蛋白做被动免疫。

(邱惠萍)

▶▶▶ 同步训练 ◀◀◀

一、名词解释

Koplik 斑

二、常见基本问题

A. 根据麻疹病毒感染的流行病学特点简述麻疹的预防措施。

B. 麻疹的并发症主要有哪些?

三、填空题

A. 麻疹唯一的传染源是( ),主要经( )传播。早期最有诊断价值的体征是( )。

B. 麻疹患者应该隔离至出疹后（　　　　　）天,若有并发症应隔离至出疹后（　　　　　）天,接触者需要检疫（　　　　　）周。

C. 预防麻疹,降低人群中发病率的主要措施是（　　　　　　　　　　　）。

四、选择题

【A1 型选择题】

1. 患儿,女,3岁,因麻疹住院,家长向护士询问有关麻疹的病原体,正确的回答是 ·············（　　）

　　A. 链球菌　　　　　B. 风疹病毒　　　　　C. 麻疹病毒　　　　　D. 水痘病毒

　　E. 疱疹病毒

2. 早期发现麻疹最有价值的依据是 ·············（　　）

　　A. 发热　　　　　B. 结膜炎　　　　　C. 麻疹接触史　　　　　D. Koplik 斑

　　E. 上呼吸道卡他症状

3. 关于麻疹皮肤出疹的特点,下列哪项是正确的 ·············（　　）

　　A. 发热 1~2 天后开始出疹　　　　　B. 皮疹先见于耳后、前额、面部、颈部

　　C. 斑丘疹,皮疹间没有正常皮肤　　　　　D. 出疹时全身症状好转,体温正常

　　E. 疹退后面部有银屑样脱皮,四肢有大片状脱皮

4. 麻疹出疹时间与发热的关系是 ·············（　　）

　　A. 发热 1~2 天出疹,热退疹出　　　　　B. 发热 2~3 天出疹,出疹时仍发热

　　C. 发热 3~4 天出疹,出疹期热更高　　　　　D. 发热 3~4 天出疹,热退疹出

　　E. 发热 5~6 天出疹,出疹时可以发热,也可以体温正常

5. 生后初次接种麻疹减毒活疫苗的年龄是 ·············（　　）

　　A. 1 天　　　　　B. 1 个月　　　　　C. 6 个月　　　　　D. 8 个月

　　E. 1 岁

【A2 型选择题】

1. 患儿,5岁。平素体质较差,8 个月时曾接种麻疹疫苗,今在幼儿园中接触一麻疹患儿,该小儿应检疫观察多长时间 ·············（　　）

　　A. 5 天　　　　　B. 7 天　　　　　C. 10 天　　　　　D. 14 天

　　E. 21 天

2. 患儿,3岁,发热、咳嗽、畏光,第 4 天起从耳后开始出现红色斑丘疹,发疹 5 天热仍不退,咳嗽加重,伴喘,口周发绀,鼻翼扇动,肺部有中小水泡音,HR 180 次/分,肝肋下 3.0cm,诊断为 ·············（　　）

　　A. 麻疹并发肺炎　　　　　B. 风疹并发肺炎

　　C. 麻疹并发肺炎,心力衰竭　　　　　D. 风疹并发肺炎,心力衰竭

　　E. 猩红热并发肺炎

3. 患儿,1岁。发热 3 天,流涕、咳嗽,咽部及眼结膜充血,口腔黏膜充血,可见 Koplik 斑,既往未接种麻疹疫苗,该患儿诊断为麻疹,属麻疹病程哪一期 ·············（　　）

　　A. 潜伏期　　　　　B. 前驱期　　　　　C. 卡他期　　　　　D. 出疹期

　　E. 恢复期

4. 患儿,2岁。1 周前无明显诱因发热、流泪、畏光,当地医院疑“急性上呼吸道感染”给予口服抗生素,4 天后患儿病情加重,咳嗽,出现皮疹。入院体检全身皮肤可见淡红

色斑丘疹,双肺闻及湿啰音,诊断:麻疹合并肺炎。其表弟未接种麻疹疫苗,与此患儿有接触史,应采取何种措施 ……………………………………………………… ( )

    A. 立即接种麻疹疫苗　　　　　　　　B. 立即注射丙种球蛋白

    C. 注射青霉素　　　　　　　　　　　D. 口服复方新诺明

    E. 口服转移因子

【A3型选择题】

[1～3题共用题干] 患儿,女,15个月,发热6天,出疹3天,声音嘶哑,犬吠样咳嗽1天。体检:T 39℃,烦躁不安,耳后颈部、面部、躯干及手掌、足部均有深红的斑丘疹,有吸气性呼吸困难,三凹征阳性,HR 130次/分。

1. 目前该患者最突出的护理问题是 ……………………………………………… ( )

    A. 体温过高　　　　　　　　　　　　B. 潜在并发症:喉炎

    C. 皮肤完整性受损　　　　　　　　　D. 知识缺乏

    E. 有传播感染的可能

2. 关于麻疹的护理措施中,错误的是 …………………………………………… ( )

    A. 密切观察病情　　　　　　　　　　B. 高热时宜用冰敷以迅速降温

    C. 绝对卧床至皮疹消退、体温正常　　D. 经常翻身拍背,保持呼吸道通畅

    E. 给予清淡、易消化、营养丰富的流质或半流质饮食

3. 该患者下列哪项治疗最为必需 ……………………………………………… ( )

    A. 并用抗生素及氢化可的松　　　　　B. 马上考虑行气管切开

    C. 大剂量注射丙种球蛋白　　　　　　D. 服用祛痰止咳药

    E. 雾化吸入

【参考答案】

一、名词解释

Koplik斑:麻疹病毒感染后,在病程第2～3天,患者两侧颊黏膜可出现灰白色外绕红晕的斑点,这种斑点称为Koplik斑。Koplik斑是麻疹早期诊断的临床指征。

二、常见基本问题

A. 麻疹的预防措施:①管理传染源:流行期间做到早发现、早隔离。患者隔离至出疹后5天,伴呼吸道并发症者延长到出疹后10天,对接触麻疹的易感者隔离检疫3周。②切断传播途径:流行期间应避免易感儿到公共场所或探亲访友,无并发症者在家隔离,减少传播。③保护易感人群。主动免疫:未患过麻疹小儿接种麻疹减毒活疫苗。我国计划免疫定为8个月初种,7岁时复种。被动免疫:在麻疹流行期间,对没有接种麻疹疫苗的年幼、体弱、患病易感儿采用被动免疫,在接触患者5天内注射人血丙种球蛋白。

B. 麻疹的并发症:支气管肺炎、心肌炎、喉炎、脑炎及亚急性硬化性全脑炎。

三、填空题

A. 患者　呼吸道飞沫　Koplik斑

B. 5　10　3

C. 接种麻疹疫苗

四、选择题

A1型选择题:1C、2D、3B、4C、5D

A2 型选择题:1E、2C、3B、4B

A3 型选择题:1B、2B、3A

(邱惠萍)

任务六　水　痘

▶▶▶　护理案例　◀◀◀

病史摘要

　　患儿,男,8 岁,因"前胸多发皮疹 1 天"就诊。1 天前自述乏力、头痛、精神欠佳。体检:T 37.6℃,咽部稍充血,扁桃体、颌下淋巴结不大,HR 90 次/分,肺部听诊呼吸音清,腹平软,肝、脾肋下未及,大、小便正常。左前胸有数个约绿豆大小的皮疹,周围伴有红晕,稍痒,无抓痕,无脐眼。就诊于社区门诊,初诊为"疱疹性咽峡炎",给予抗感染、抗病毒治疗。当晚,患儿体温急剧上升,查 T 41.2℃,给予对症治疗,热退后,头面部、躯干部、四肢近端出现皮疹,呈向心性分布,皮疹仍不典型,仅左耳前有一疱疹,位置浅表,形似露珠水滴,椭圆形,大小 3～5mm,壁薄易破,周围无红晕。次日就诊于中心医院,经实验室检查、疱疹刮片,见细胞核内包涵体,结合与水痘患儿接触史、临床表现,确诊为水痘。

　　本例的特点是患儿起病时仅有畏寒、乏力、咽部不适等上呼吸道感染症状,皮疹极不典型,极易误诊,大多数小儿曾接种过水痘疫苗,致使发病时症状轻微,皮疹不典型,整个病程并没有出现同一部位常见的所谓"多形性发疹",只是散在皮疹。有水痘患儿接触史。

工作过程

　　1. 护理评估要点　此患者临床诊断为水痘,无并发症的患儿多在家隔离治疗,至疱疹全部结痂或出疹后 7 天止。评估要点如下:①询问病史,重点是水痘患儿接触史和预防接种史等;了解到患者症状主要是发热、乏力、头痛、精神欠佳。②护理体检,头面部、躯干部、四肢近端出现皮疹,呈向心性分布,皮疹不典型,仅左耳前有一疱疹,位置浅表,形似露珠水滴,椭圆形,大小 3～5mm,壁薄易破,周围无红晕。③实验室检查、疱疹刮片,见细胞核内包涵体。

　　2. 主要护理问题　①有传播感染的危险;②有皮肤完整性受损的危险;③有感染的危险;④潜在并发症:脑炎。

　　3. 护理目标　症状消失,皮疹结痂后不留瘢痕,无并发症出现,患者及家属清楚如何隔离与消毒、科学地饮食与休息,如何进行家庭护理。

　　4. 护理措施　①对患者实施呼吸道和接触隔离,保持空气流通,患者的用具如衣服、床上用品要彻底清洗消毒,口鼻分泌物、呕吐物及排泄物须经过消毒后再倾倒,避免接触皮疹破溃处。②皮肤护理:皮疹处常伴有瘙痒,设法分散其注意力,或用温水洗浴、局部涂 0.25%

炉甘石洗剂；保持患儿双手清洁，剪短指甲，以防止抓破皮肤，引起继发感染；注意局部卫生，保持皮肤清洁、干燥，勤换衣被；疱疹结痂后不要强行撕落，应让其自然脱落，避免用手揉搓眼睛，否则一旦病毒感染眼睛，会形成角膜炎而影响视力。③病情观察：观察体温变化，如有高热可用物理降温，避免使用阿司匹林；观察皮疹的形状、数量、部位，是否反复出现、增多；严密观察患儿的意识、行为、性格有无异常；观察有无惊厥、躁动、意识模糊，双侧球结膜有无水肿；观察有无气促、咳嗽、胸闷、发绀、头痛等，及早发现并发症并予以相应的治疗及护理。④饮食护理：鼓励患者多饮水，给予清淡无刺激易消化饮食；忌食辛辣、鱼、虾等易致过敏的食物。⑤心理护理：患者因为水痘不能上学，加上皮肤瘙痒不能挠抓，易发脾气，所以应加强巡视和及时问候，告知患者及家属注意不抓破皮肤、感染，以便不留下瘢痕。⑥出院指导：冬春季节保持室内空气流通，少到人多的地方去，如有不适及时就诊。

（陈燕）

▶▶▶ 同步训练 ◀◀◀

一、常见基本问题

A. 简述医务人员在防止水痘蔓延和扩散中所起的关键作用。

B. 如何预防水痘？

二、填空题

A. 水痘皮疹通常按（　　　）、（　　　）、（　　　）、（　　　）的顺序演变。

B. 水痘的传染源是（　　　），该传染源的传染期是（　　　）。

三、选择题

【A1型选择题】

1. 无并发症的水痘患儿应隔离至 ⋯⋯⋯⋯⋯⋯⋯⋯⋯⋯⋯⋯（　　　）

　　A. 体温正常　　　　B. 发病后1周　　　C. 出疹后3天　　　D. 疱疹开始结痂

　　E. 疱疹全部结痂

2. 关于水痘，下列叙述哪项不正确 ⋯⋯⋯⋯⋯⋯⋯⋯⋯⋯⋯⋯（　　　）

　　A. 皮疹成批出现，斑疹、丘疹、疱疹、结痂同时存在

　　B. 皮疹呈离心性分布

　　C. 由呼吸道和接触传播

　　D. 患者为主要传染源

　　E. 水痘为自限性疾病，病程10天左右

3. 符合典型水痘皮疹特点的是 ⋯⋯⋯⋯⋯⋯⋯⋯⋯⋯⋯⋯⋯（　　　）

　　A. 向心性分布　　B. 无色素沉着　　　C. 有色素沉着　　　D. 离心性分布

　　E. 热退疹出

4. 关于水痘，下列说法正确的是 ⋯⋯⋯⋯⋯⋯⋯⋯⋯⋯⋯⋯⋯（　　　）

　　A. 病原体为水痘—带状疱疹病毒　　　　B. 病原体为RNA病毒

　　C. 儿童再次感染时引起水痘　　　　　　D. 恢复后可获得短期免疫

　　E. 大部分水痘患者成年后，病毒被激活导致带状疱疹

5. 下列关于水痘皮疹特点的叙述，正确的是 ⋯⋯⋯⋯⋯⋯⋯⋯⋯（　　　）

　　A. 红色斑丘疹，退疹后有细小脱屑及色素沉着

　　B. 斑丘疹，退疹后无脱屑及色素沉着

C. 皮肤弥漫性充血,上有密集针尖大小丘疹

D. 皮疹向心性分布,红斑疹、丘疹、疱疹混合

E. 红色斑丘疹,颈与躯干部多见

6. 儿科病房出现一水痘患儿后,此病房何时才能再收治新患者 …………………（　　　）

   A. 7 天 　　　　　　　B. 14 天 　　　　　　　C. 21 天 　　　　　　　D. 28 天

   E. 30 天

7. 水痘皮疹的演变顺序是 ……………………………………………………………（　　　）

   A. 斑疹、疱疹、丘疹、结痂 　　　　　　　　B. 疱疹、斑疹、丘疹、结痂

   C. 斑疹、丘疹、疱疹、结痂 　　　　　　　　D. 丘疹、斑疹、疱疹、结痂

   E. 疱疹、丘疹、斑疹、结痂

8. 关于水痘皮疹的说法,正确的是 …………………………………………………（　　　）

   A. 连续、分批出现 　　　　　　　　　　　　B. 呈离心性分布

   C. 开始为面部、头皮,以后至躯干 　　　　　D. 无痒感

   E. 不出现在口腔、结膜、生殖器等处

9. 水痘最主要的传播方式是 …………………………………………………………（　　　）

   A. 密切接触传播 　　B. 消化道传播 　　C. 空气飞沫传播 　　D. 虫媒传播

   E. 输血传播

10. 水痘的传染源是 …………………………………………………………………（　　　）

   A. 水痘患者 　　　B. 携带病毒的动物 　　　C. 蚊子 　　　D. 空气

   E. 血制品

11. 对水痘密切接触者应医学观察 …………………………………………………（　　　）

   A. 7 天 　　　　　　　B. 10 天 　　　　　　　C. 15 天 　　　　　　　D. 21 天

   E. 30 天

【A2 型选择题】

1. 患儿,男,3 岁,入院前曾与水痘患儿接触,应采取的措施是 …………………（　　　）

   A. 多饮水 　　　　　B. 进行检疫 　　　　C. 隔离 　　　　　D. 晒太阳

   E. 静脉点滴抗生素

2. 患儿,4 岁,因水痘住院治疗,现病情好转。因无家长陪护哭闹不止,食欲不振,患儿

何种需要未得到满足 ………………………………………………………………（　　　）

   A. 生理需要 　　　　B. 自尊需要 　　　C. 自我实现需要 　　D. 安全需要

   E. 爱与归属的需要

3. 某 3 岁小儿,因患水痘入院,住院期间皮肤瘙痒严重,护士可采用的措施是 ……（　　　）

   A. 局部涂 0.25% 炉甘石洗剂 　　　　　　　B. 局部涂 0.5% 碳酸氢钠溶液

   C. 约束患儿四肢 　　　　　　　　　　　　　D. 热水淋浴

   E. 局部涂 2% 甲紫溶液

【A3 型选择题】

[1～4 题共用题干]　患儿,女,5 岁。2 天前高热,T 39℃,近日全身出现红斑疹、丘疹,躯干部最多,四肢少,部分结痂。心肺功能正常。

1. 该患儿最可能出现 ………………………………………………………………（　　　）

   A. 麻疹 　　　　　　　B. 水痘 　　　　　　　C. 幼儿急疹 　　　　D. 猩红热

E. 风疹

2. 该患儿首要的护理诊断是 （　）

  A. 皮肤完整性受损　　　　　　　　B. 潜在并发症

  C. 营养失调　　　　　　　　　　　D. 感染的危险

  E. 体温过高

3. 该患儿需隔离至 （　）

  A. 体温下降后　　　　　　　　　　B. 出疹后 3 天

  C. 出疹后 5 天　　　　　　　　　　D. 无并发症出现后

  E. 皮疹全部结痂愈合后,无新的皮疹出现

4. 患儿所在幼儿园需检疫 （　）

  A.1 周　　　B.2 周　　　C.3 周　　　D.4 周　　　E.5 周

[5~7 题共用题干]　患儿,女,5 岁。患急性淋巴细胞白血病 8 个月,予正规化疗,现发热 1 天。体检:T 40.1℃,精神萎靡,皮肤可见较多皮疹,有丘疹、疱疹,疱内色浑,心、肺、腹部未见异常。

5. 对诊断最有帮助的检查为 （　）

  A. 血常规　　　　　　　　　　　　B. 骨髓细胞检查

  C. 血培养　　　　　　　　　　　　D. 疱疹液细菌培养

  E. 疱疹液病毒分离

6. 患儿最可能发生 （　）

  A. 白血病复发或再发　　　　　　　B. 水痘

  C. 药物疹　　　　　　　　　　　　D. 败血症

  E. 带状疱疹

7. 其同病房白血病患儿宜采取的措施是 （　）

  A. 停止化疗　　　　　　　　　　　B. 只需检疫 3 周

  C. 注射水痘疫苗　　　　　　　　　D.72 小时内给予高价免疫血清

  E. 静滴阿昔洛韦

【参考答案】

一、常见基本问题

A. 医务人员在防止水痘蔓延和扩散中的关键作用:①往往是医务人员最先发现水痘患儿,凡遇低热后出现斑丘疹的患儿应尽早隔离,绝对不能让其与其他患儿同居一室;嘱咐家长患水痘的孩子皮疹未完全结痂千万不能上学,以免传染给其他的孩子。②水痘除了可通过空气飞沫传播外还可通过接触传播,在护理水痘患儿时医务人员切记勤洗手。③鼓励家长给小儿接种水痘疫苗。

B. 水痘的预防措施:①隔离患儿:无并发症的患儿多在家隔离治疗,至疱疹全部结痂或出疹后 7 日止。托幼机构中若发现水痘患儿应检疫 3 周。②切断传播途径:在高发季节避免到人多的地方,房间空气要流通。③保护易感人群:体弱、应用大剂量激素或免疫缺陷者,应在接触水痘后 72 小时内给予水痘带状疱疹免疫球蛋白或恢复期血清肌内注射,可起到预防或减轻症状的作用;近年来国外试用水痘—带状疱疹病毒减毒活疫苗效果满意,国内已开始使用,接种疫苗后可获得持久免疫。

二、填空题

A. 斑疹　丘疹　疱疹　结痂

B. 水痘患者　出疹前 1 天至疱疹全部结痂为止

三、选择题

A1 型选择题：1E、2B、3A、4A、5D、6C、7C、8A、9C、10A、11D

A2 型选择题：1B、2E、3A

A3 型选择题：1B、2A、3E、4C、5E、6B、7D

（陈燕）

任务七　流行性腮腺炎

▶ ▶ ▶ 护理案例 ◀ ◀ ◀

病史摘要

　　患者，女，7 岁，因"发热、左侧耳垂下肿痛 1 周，意识不清、抽搐 2 天"入院。患者 1 周前出现左侧耳垂下肿大，伴发热、头痛，无呕吐，咽痛、咳嗽、腹泻。2 天前夜间，患者出现呼之不应，持续性抽搐，表现为双上肢屈曲，双下肢伸直抽动，持续数分钟停止。患病以来大小便失禁，体重明显减轻。体检：消瘦，T 39.5℃，BP 90/60mmHg，颜面双眼睑浮肿，浅昏迷，颈抵抗，左侧腮腺肿大，2cm×2cm，心律齐，双肺未闻及干湿啰音，腹平软。双侧瞳孔不等大，左直径 2mm，右直径 1.5mm，对光反射灵敏。入院后脑电图检查提示中度异常脑电图，各区弥漫性低中幅慢波。实验室检查：血清和尿淀粉酶增高，血清和脑脊液中特异性 IgM 抗体增高。

　　该患者最后诊断为流行性腮腺炎合并病毒性脑炎。入院后予以抗病毒、激素、促醒、保护脑细胞、对症支持治疗。患者于入院后 20 天苏醒。说话清楚，左动眼神经麻痹，右上肢肌力 4 级，可下床扶行。患者正常进食。

工作过程

　　1. 护理评估要点　此患者临床诊断为流行性腮腺炎合并病毒性脑炎。评估要点如下：①询问病史：重点是流行性腮腺炎患儿接触史和预防接种史等。了解到患者自发病以来症状主要是左侧腮腺部位肿大，伴发热、头痛，无呕吐，有咽痛、咳嗽、腹泻，持续性抽搐，大小便失禁，体重明显减轻等。②护理体检主要阳性体征：消瘦，颜面双眼睑浮肿，浅昏迷，双侧瞳孔不等大，颈抵抗。③实验室检查：患者血清和尿淀粉酶增高，血清和脑脊液中特异性 IgM 抗体增高。

　　2. 主要护理问题　①疼痛；②体温过高；③营养失调：低于机体需要量；④意识障碍；⑤有受伤的危险；⑥有传播感染的危险；⑦潜在并发症：呼吸衰竭。

　　3. 护理目标　患者肿大的腮腺疼痛减轻，逐渐消肿，随着疾病好转体重逐渐恢复，住院期间无受伤发生,患者意识逐渐恢复,脑细胞恢复正常,出院后患者及家属了解如何进行家庭护理。

4. 护理措施 ①及早隔离患儿:安置于呼吸道隔离病房,至少隔离至腮腺消肿后 3 天。与该患儿有过接触的小儿应检疫 3 周。②脑炎的观察与护理:加强病情观察,注意呕吐、意识、脑膜刺激征及瞳孔变化等;对烦躁不安者加强防护措施,必要时给镇静剂,避免碰伤、跌伤或其他意外;一旦有抽搐发生,注意保持呼吸道的通畅和患者的安全。③饮食护理:给予营养丰富、清淡、易消化的流质或半流质饮食,适量多加蔬菜、水果,避免酸、辣刺激性食物,少量多餐。该患者浅昏迷不能进食,需采用鼻饲喂养或静脉营养。④心理护理:护理人员应向患儿及家属说清楚本病预后良好,一般不会出现后遗症,使家属消除焦虑情绪,让患儿卧床休息,配合治疗。⑤出院指导:患儿出院后积极锻炼身体,补充营养,提高自身抵抗力。

(陈燕)

➤➤➤ 同步训练 ◀◀◀

一、常见基本问题

　　A. 简述流行性腮腺炎和化脓性腮腺炎的不同点。

　　B. 简述流行性腮腺炎腮腺肿大的特点。

二、填空题

　　A. 流行性腮腺炎患儿常见的并发症是(　　　)、(　　　)、(　　　)。

　　B. 流行性腮腺炎的传染源是(　　　),传播途径是(　　　)。

三、选择题

【A1 型选择题】

　　1. 关于流行性腮腺炎腮腺肿大的特点,以下说法正确的是 ……………………(　　)

　　　　A. 以耳垂为中心,向前、后、下发展,下颌角边缘清

　　　　B. 局部皮肤发热发红

　　　　C. 触诊柔软有波动感

　　　　D. 触痛不敏感

　　　　E. 常一侧腮腺肿胀后 2～4 天累及对侧,或双侧同时肿大

　　2. 流行性腮腺炎传染期是 ………………………………………………………(　　)

　　　　A. 从症状出现前 3 天到出现症状后 7 天

　　　　B. 从症状出现前 7 天到出现症状后 9 天

　　　　C. 从症状出现前 7 天到出现症状后 14 天

　　　　D. 从症状出现前 3 天到出现症状后 5 天

　　　　E. 从症状出现前 3 天到出现症状后 9 天

　　3. 流行性腮腺炎的好发年龄是 …………………………………………………(　　)

　　　　A. 出生后 2～8 岁　　　　　　　　　B. 出生后 4～6 个月

　　　　C. 出生后 2～3 个月　　　　　　　　D. 出生后 7 个月～2 岁

　　　　E. 出生后 1～15 岁

　　4. 流行性腮腺炎的主要治疗措施是 ……………………………………………(　　)

　　　　A. 抗生素治疗　　　B. 抗病毒治疗　　　C. 输液治疗　　　D. 对症治疗

　　　　E. 肾上腺皮质激素治疗

5.流行性腮腺炎最主要的病理特征是 ·· （　　　）

  A.腮腺呈囊性变   B.非化脓性腮腺炎

  C.腮腺管细胞坏死、脱落   D.腮腺及周围组织充血、水肿

  E.腮腺导管化脓、水肿

6.腮腺炎病毒属于 ··· （　　　）

  A.副黏液病毒   B.疱疹病毒   C.肠道病毒   D.柯萨奇病毒

  E.埃可病毒

【A2 型选择题】

1.患儿,男,8 岁。春季,发热、头痛、咽痛、食欲不振,8 小时后右耳周围肿痛,同学中有类似患者。体检:右耳为中心,皮肤发热,触之坚韧有弹性,有疼痛及触痛。最可能发生 ·· （　　　）

  A.麻疹   B.化脓性腮腺炎

  C.急性淋巴结炎   D.流行性腮腺炎

  E.传染性单核细胞增多症

2.患者,男,14 岁,因"发热、腮腺肿痛 9 天,头昏、恶心、呕吐 5 天"入院。对腮肿的护理,以下不合适的是 ··· （　　　）

  A.可进食水果、果汁和补充维生素 C   B.肿胀处可冷敷

  C.腺肿处可用醋调青黛散外敷   D.用温盐水漱口,保持口腔清洁

  E.宜进易消化和清淡的饮食

【A3 型选择题】

[1～4 题共用题干]　患儿,男,3 岁。发热、恶心、食欲减退 2 天,同时发现双侧腮腺肿大,同幼儿园有小儿患流行性腮腺炎。

1.患儿最可能出现 ··· （　　　）

  A.流行性腮腺炎   B.化脓性腮腺炎

  C.麻疹   D.急性淋巴结炎

  E.风疹

2.该患儿最主要的护理诊断是 ··· （　　　）

  A.有传播感染的危险   B.疼痛

  C.营养失调   D.有潜在并发症

  E.体温过高

3.该患儿需隔离至 ··· （　　　）

  A.腮腺消肿   B.腮腺肿大后 5 天

  C.腮腺肿大后 7 天   D.腮腺消肿后 3 天

  E.腮腺肿大后 14 天

4.和患儿接触过的小儿需检疫 ··· （　　　）

  A.1 周   B.2 周   C.3 周   D.4 周

  E.5 周

[5～8 题共用题干]　患者,女性,30 岁,因"发热、心悸伴双侧腮腺肿大 1 天"入院。体检:T 38.5℃,HR 120 次/分。追问病史,其女儿 2 周前患流行性腮腺炎,已好转。故考虑诊断为流行性腮腺炎合并病毒性心肌炎。

5. 针对该患者并发症应重点进行下列哪项辅助检查 ·················· （　　）

    A. 心电图　　　　　B. 脑脊液　　　　　C. 脑电图　　　　　D. 腹部 B 超

    E. 胸片

6. 流行性腮腺炎最常见的并发症是 ······························· （　　）

    A. 病毒性心肌炎　　B. 脑膜脑炎　　　　C. 睾丸炎　　　　　D. 卵巢炎

    E. 胰腺炎

7. 该患者最主要的治疗措施是 ································· （　　）

    A. 抗生素治疗　　　B. 抗病毒治疗　　　C. 输液治疗　　　　D. 对症治疗

    E. 肾上腺皮质激素治疗

8. 若要分离病毒，下列哪项不是标本的来源 ····················· （　　）

    A. 血　　　　　　　B. 唾液　　　　　　C. 大便　　　　　　D. 尿液

    E. 鼻腔分泌物

【参考答案】

一、常见基本问题

    A. 流行性腮腺炎和化脓性腮腺炎的不同点：①流行性腮腺炎有接触史；②常双侧同时发生，伴发热；③腮腺导管分泌正常。

    B. 流行性腮腺炎腮腺肿大的特点：①以耳垂为中心，向前、后、下发展，局部皮肤紧张，发亮但不发红，触之坚韧有弹性，有轻触痛；②言语、咀嚼（尤其进酸性饮食）时刺激唾液分泌，导致疼痛加剧；③通常一侧腮腺肿胀后 1～4 天累及对侧，双侧肿胀者占 75%。

二、填空题

    A. 脑膜脑炎　　睾丸炎或卵巢炎　　胰腺炎

    B. 早期患者和隐性感染者　　飞沫传播

三、选择题

    A1 型选择题：1E、2B、3E、4D、5B、6A

    A2 型选择题：1B、2A

    A3 型选择题：1A、2B、3D、4C、5A、6B、7D、8C

（陈燕）

任务八　猩红热

▶▶▶ 护理案例 ◀◀◀

病史摘要

    患儿，男，2 岁半，5 天前发热，咽痛，出疹，自颈、胸及腋下开始，数小时内即蔓延至腹及四肢，在当地医院就诊被诊断为幼儿急疹，经降温等对症处理后无效，来我院就诊，疑猩红热收住院。经询问知有与咽峡炎患者接触史。入院体检：T 39℃，胸前背后及四肢满布红色皮疹,咽部明显充血。实验室检查:白细胞高达 15×10^9/L,咽拭子培养获得 A 组链球菌,确诊为猩红热。经青霉素治疗一周后,皮疹明显消退伴脱屑。

工作过程

1. 护理评估要点　此患者临床诊断为不典型猩红热。评估要点如下:①询问病史:重点是有无猩红热、咽峡炎、肾炎患者接触史等。了解到患儿自发病以来主要症状是发热伴皮疹、咽痛。②护理体检主要阳性体征:T 39℃,胸前背后及四肢满布红色皮疹,咽部明显充血。③实验室检查:白细胞计数高达 15×10^9/L,咽拭子培养获得 A 组链球菌确诊。

2. 主要护理问题　①体温过高;②口腔黏膜受损;③潜在并发症:心肌炎、肾炎、蜂窝织炎;④有皮肤完整性受损的危险;⑤有传播感染的危险。

3. 护理目标　患者体温正常,皮疹消退不留瘢痕,无并发症发生,出院后患者及家属了解如何进行家庭护理。

4. 护理措施　①及早隔离患儿:呼吸道隔离至症状消失后 1 周,连续咽拭子培养 3 次阴性后即解除隔离。如有化脓性并发症者应隔离至治愈为止。②高热的护理:急性期患者绝对卧床休息 2～3 周,以减少并发症;给予适当物理降温,可头部冷敷和温水擦浴,但忌用冷水或酒精擦浴;及时用药观察药物疗效及不良反应,首选青霉素 G。③饮食护理:急性期给营养丰富的含大量维生素且易消化的流质、半流质饮食,恢复期给予软食,鼓励并帮助患者进食;供给充足的水分,以利散热及排泄毒素。④口腔护理:给溶菌酶含片或生理盐水、稀释 2～5 倍的朵贝尔液漱口,每天 4～6 次。⑤皮肤护理:观察皮疹及脱皮情况;保持皮肤清洁,衣被勤洗换;可用温水清洗皮肤(禁用肥皂水);剪短患儿指甲,避免抓破皮肤;脱皮时勿用手撕扯,可用消毒剪刀修剪,以防感染。⑥并发症的护理:注意观察血压变化,有无眼睑浮肿、尿量减少及血尿等,每周送尿常规检查两次。⑦健康教育:疾病痊愈后,将患儿用过的玩具等用物在阳光下暴晒 1～2 个小时。

(陈燕)

▶▶▶ 同步训练 ◀◀◀

一、名词解释

　　草莓舌　帕氏线　口周苍白圈

二、常见基本问题

　　A. 不典型的猩红热患者如何与感冒进行区分?

　　B. 简述麻疹和猩红热皮疹的区别。

三、填空题

　　A. 猩红热患儿常见的并发症是(　　　　)、(　　　　)、(　　　　)。

　　B. 猩红热的传染源主要是(　　　　),传播途径主要是(　　　　)。

四、选择题

　　【A1 型选择题】

　　1. 猩红热患者应隔离到 ···(　　　)

　　　　A. 体温正常　　　　　　　　　　B. 症状消失

　　　　C. 青霉素治疗后 10 天　　　　　D. 咽拭子培养 2 次阴性后

E. 症状完全消失,咽拭子培养 3 次阴性后

2. 猩红热的临床特征不包括 ……………………………………………………（　　）

   A. 帕氏线　　　　B. 柯氏斑　　　　C. 杨梅舌　　　　D. 手套状脱皮

   E. 口周苍白圈

3. 关于猩红热的说法,正确的是 ……………………………………………………（　　）

   A. 前驱期扁桃体发生非化脓性炎症

   B. 皮疹为弥漫性充血的皮肤上出现分布均匀的针尖样丘疹

   C. 疹间可有正常皮肤

   D. 脱皮后有色素沉着

   E. 并发症多

4. 猩红热易出现的并发症是 ……………………………………………………（　　）

   A. 脑炎　　　　B. 肺炎　　　　C. 睾丸炎　　　　D. 急性肾小球肾炎

   E. 急性胰腺炎

5. 猩红热的首选治疗方法是 ……………………………………………………（　　）

   A. 抗病毒治疗　　　　　　　　　　B. 对症治疗

   C. 青霉素治疗　　　　　　　　　　D. 肾上腺糖皮质激素治疗

   E. 丙种免疫球蛋白治疗

6. 猩红热患儿隔离至 ……………………………………………………………（　　）

   A. 出疹后 3 天　　　B. 出疹后 5 天　　　C. 出疹后 7 天　　　D. 症状完全消失

   E. 症状完全消失后 1 周

7. 猩红热患儿皮疹特点,以下哪项不正确 …………………………………………（　　）

   A. 皮疹粗糙,砂纸样

   B. 常有散在糠屑样脱皮

   C. 在腋窝、腹股沟等皮肤皱褶处皮疹稀疏

   D. 常在 24 小时内遍及全身

   E. 疹间皮肤亦呈红色

【A2 型选择题】

1. 患儿,男,4 岁半,因"持续高热 3 天伴皮疹"来院就诊。2 天前去海滨游泳遇雨着凉,次日高热 39～40℃,主诉咽干、咽痒,不咳,当地医院诊断为上呼吸道感染,给予罗红霉素和利巴韦林口服 1 天,仍高热持续,并出现咽痛、拒食、全身皮肤潮红伴猩红热样皮疹,怀疑猩红热转来我院。体检:急性热病面容,T 40℃,呼吸急速,R 40 次/分,口唇干,未见草莓舌,咽部充血明显,扁桃体Ⅱ度肿大,要确诊猩红热应进行以下哪项检查 ………………………………………………………………………………（　　）

   A. 血常规　　　　　　　　　　　B. 咽拭子和脓液培养 A 组链球菌

   C. 红疹毒素试验　　　　　　　　D. 胸片

   E. 肾功能

2. 患儿,男,5 岁。因"发热、头痛、咽痛、呕吐 3 天,出皮疹 1 天"住院。现病史:患儿于 3 天前下午突然发热,T 39℃,伴有头痛、咽痛、呕吐。次日上午出现皮疹,自颈、胸及腋下起始,数小时内即蔓延至腹及四肢。现确诊为猩红热。以下对该患儿的护理措施中错误的是 ……………………………………………………………………（　　）

A. 可进食水果、果汁 　　　　　B. 降温,可采用酒精擦浴

C. 呼吸道隔离至症状消失后 1 周 　　D. 用温盐水漱口,保持口腔清洁

E. 保持皮肤清洁干燥

【A3 型选择题】

[1～3 题共用题干] 　患儿,8 岁。2 周前患猩红热,近 3 天来尿量减少,尿色似洗肉水,眼睑水肿,伴头痛、恶心,BP 150/105mmHg,下肢轻度水肿,尿蛋白(十～十十),尿镜检见大量红细胞,C3 降低。

1. 诊断应首先考虑 ……………………………………………………………（　　）

A. 肾炎性肾病　　B. 单纯性肾病　　C. 急性肾小球肾炎　　D. 慢性肾炎

E. 急性尿路感染

2. 目前最可能并发 ……………………………………………………………（　　）

A. 急性肾功能不全 　　　　　B. 水、电解质平衡紊乱

C. 严重循环充血 　　　　　　D. 脑膜炎

E. 高血压脑病

3. 下列护理措施中,不妥的是 ………………………………………………（　　）

A. 定期查尿常规 　　　　　　B. 监测血压变化

C. 限制钠、水入量 　　　　　　D. 观察有无感染病灶

E. 观察有无脑膜刺激征

【参考答案】

一、名词解释

草莓舌:猩红热患者在病初起时,舌被白苔,乳头红肿,突出于白苔之上,以舌尖及边缘处为显著,称为"草莓舌"。2～3 天后白苔开始脱落,舌面光滑呈肉红色,并可有浅表破裂,乳头仍突起,称"杨梅舌"。

帕氏线:猩红热患者在皮肤皱褶处如腋窝、肘窝、腹股沟部可见皮疹密集呈线状,称为"帕氏线"。

口周苍白圈:猩红热患者面部充血潮红,可有少量点疹,口鼻周围显得苍白,称"口周苍白圈"。

二、常见基本问题

A. 不典型的猩红热患者与感冒区分要点:①猩红热发病后,咽部红肿疼痛明显,伴有扁桃体肿大;②一昼夜内出现典型皮疹,舌鲜红无苔如杨梅;③猩红热确诊应依据咽拭子培养,且对青霉素治疗有明显的效果。

B. 麻疹和猩红热皮疹的区别:①麻疹病初有明显的上呼吸道卡他症状,第 3～4 日出疹;②麻疹疹型与猩红热不同,皮疹之间有正常皮肤,面部发疹;③麻疹颊内黏膜斑及白细胞计数减少为重要区别。猩红热的特点:①骤起发热、咽峡炎;②24 小时内出现典型的皮疹(疹间无正常皮肤);③有口周苍白圈、杨梅舌、帕氏线;④恢复期脱皮。

三、填空题

A. 心肌炎　肾炎　蜂窝织炎

B. 猩红热患者和带菌者　空气飞沫传播

四、选择题

A1型选择题：1E、2B、3E、4D、5C、6E、7C

A2型选择题：1B、2B

A3型选择题：1C、2E、3E

（陈燕）

任务九　流行性脑脊髓膜炎

▶▶▶ 护理案例 ◀◀◀

病史摘要

患儿，男，9岁，因"发热、头痛2日，伴频繁呕吐1日"，拟"流行性脑脊髓膜炎"入院。体检：T 39℃，P 120次/分，R 30次/分，BP 90/60mmHg，神志清，精神差，右下肢及臀部有散在瘀点、瘀斑，心、肺无异常发现，腹部平软，双下肢肌力5级，肌张力无异常。颈项强直，克氏征（＋），布氏征（＋）。查血常规，WBC 25×10^9/L，N 0.90；脑脊液外观混浊，脑脊液压力200mmH_2O，WBC 890×10^6/L，多核白细胞0.94，单核细胞0.06，蛋白质0.72g/L，糖1.4mmol/L，氯化物92mmol/L。

工作过程

1. 护理评估要点　此患者临床诊断为流行性脑脊髓膜炎（简称流脑），护士应该将患者安置在呼吸道隔离病房。评估要点如下：①流行病学资料：询问有无流脑患者接触史；询问是否接种过流脑疫苗。该患儿发病季节和年龄符合流脑的流行病学特点。②症状评估：近日是否有上呼吸道感染情况；目前患儿有高热、头痛、呕吐；有皮肤黏膜瘀点、瘀斑；有颅内压增高等流脑的典型症状。③护理体检：皮肤瘀点、瘀斑；脑膜刺激征（＋）。④心理社会状况评估：评估患儿及家属反应，如焦虑、恐惧等；了解患儿及家属对疾病的认识。⑤实验室检查：血白细胞升高；脑脊液外观混浊，压力增高，细胞数及蛋白增高，糖和氯化物减少。

2. 主要护理问题　①体温过高：与脑膜炎双球菌感染导致败血症有关；②皮肤黏膜完整性受损：与内毒素作用于皮肤、毛细血管有关；③组织灌注量改变：与内毒素导致微循环障碍有关；④潜在并发症：颅内高压、脑疝；⑤焦虑：与突然起病、病情发展迅速及症状严重有关；⑥有传播感染的危险：与呼吸道排菌有关。

3. 护理目标　①体温维持于正常范围；②皮肤无破溃，瘀点、瘀斑消失；③血压稳定，组织灌注量正常；④意识清楚，头痛、呕吐减轻或消失，无潜在并发症发生；⑤患者及家属知晓流脑的相关知识，心理健康。

4. 护理措施　①呼吸道隔离至症状消失后3天，一般不少于病后7天；②病情观察与对症护理：流脑发病急骤、病情变化快，应密切观察患者的生命体征及神志、面色、皮温、瘀点瘀斑、瞳孔大小等；③对症护理：如对于高热遵医嘱使用降温药或进行物理降温，按时测量体温并及时做好记录;④皮肤瘀点瘀斑护理:保持清洁,翻身时避免拖、拉等操作,以防摩擦而破损;⑤遵医嘱应用抗菌药物及脱水剂;⑥健康宣教:开展预防流脑的卫生宣传教育,注意室内通风,尽量不去拥挤、繁杂的公共场所,流行前1个月接种脑膜炎球菌A群流脑多糖菌苗,降低易感性。

(邱惠萍)

➤➤➤ 同步训练 ◀◀◀

一、名词解释

流行性脑脊髓膜炎

二、常见基本问题

A. 根据临床表现,流脑可分哪几种类型?

B. 对于流脑患者颅内高压如何进行护理?

C. 爆发休克型流脑有何临床特点?

三、填空题

A. 流脑的主要传染源是(　　　　　　)和(　　　　　　)。

B. 对流脑保护易感人群宜选用(　　　　　　)作预防注射,对密切接触者应医学观察

(　　　　　　)天。

四、选择题

【A1型选择题】

1. 流脑的流行病学特点是 ……………………………………………………(　)

　　A. 带菌者是主要的传染源　　　　　　B. 病菌由空气传播

　　C. 冬春季流行　　　　　　　　　　　D. 6个月到2岁的婴幼儿发病率最高

　　E. 以上均是

2. 在流行性脑脊髓膜炎的流行中,感染形式最多见的是 ………………………(　)

　　A. 感染带菌状态　　　　　　　　　　B. 暂时性菌血症

　　C. 上呼吸道感染、鼻咽炎　　　　　　D. 败血症

　　E. 化脓性脑脊髓膜炎

3. 确诊流行性脑脊髓膜炎最为可靠的依据是 …………………………………(　)

　　A. 高热、头痛、呕吐

　　B. 皮肤有瘀点瘀斑

　　C. 脑膜刺激征(+)

　　D. 血液、脑脊液涂片镜检或培养发现脑膜炎双球菌

　　E. 以上都不是

4. 爆发脑膜脑炎型流脑的突出症状是 ……………………………………………(　)

　　A. 突发寒战高热　　　　　　　　　　B. 严重全身毒血症状

　　C. 皮肤黏膜出血坏死　　　　　　　　D. 严重颅内高压

　　E. 血压下降

5. 以下不属于流脑患者典型脑脊液特点的是 …………………………………(　)

　　A. 压力增高　　　　　　　　　　　　B. 外观呈脓样

　　C. 白细胞计数>1000×10⁶/L　　　　　D. 蛋白含量增高

　　E. 糖和氯化物正常

6. 患者,女性,寒战、高热伴头痛、呕吐 2 天,于 2 月就诊,下列哪项不是流行性脑脊髓膜炎的临床表现 ·· (　　)

　　A. 大腿内侧散在瘀点　　　　　　　B. 口唇有单纯疱疹

　　C. 颈项强直　　　　　　　　　　　D. 克氏征阳性

　　E. 球结膜水肿、出血

7. 关于流行性脑脊髓膜炎,下列哪项不正确 ·································· (　　)

　　A. 病原菌自鼻咽部入侵

　　B. 病原菌侵入人体后仅个别发展为败血症或脑脊髓膜炎

　　C. 败血症形成后不易累及脑脊髓膜

　　D. 病理损害为化脓性脑脊髓膜炎

　　E. 暴发型败血症型即华佛综合征

【A2 型选择题】

1. 一名流脑患者,高热,T 39.3℃,BP 150/90mmHg,出现剧烈头痛,有喷射性呕吐,瞳孔一大一小,患者处于浅昏迷状态,提示患者有 ······················ (　　)

　　A. 循环衰竭　　　　B. 颅内高压　　　　C. 脑疝　　　　　　D. 脑水肿

　　E. 中枢性呼吸衰竭

2. 患者,男,15 岁,因头痛、发热、呕吐 2 天入院,临床诊断为"流行性脑脊髓膜炎"。在为患者取血标本做血培养检查时,下列各项注意事项中不恰当的是 ··········· (　　)

　　A. 标本应立即送检　　　　　　　　B. 最好床旁培养

　　C. 在使用抗生素之前　　　　　　　D. 多次送检

　　E. 标本无法及时送检应放入冰箱中保存

【A3 型选择题】

[1～3 题共用题干]　患儿,男,8 岁,突起高热、头痛、呕吐、腹泻 3 天,烦躁不安 1 天入院。体检:T 39.4℃,BP 92/63mmHg,精神萎靡,瞳孔等大等圆,对光反应好,颈有抵抗感,胸腹可见散在出血点,克氏征(+),布氏征(-),巴氏征(-)。血象 WBC 15.1×10^9/L,N 0.89,L 0.11。

1. 该患者最可能的诊断是 ·· (　　)

　　A. 中毒性菌痢　　　　　　　　　　B. 革兰阴性杆菌败血症

　　C. 结核性脑膜炎　　　　　　　　　D. 脑型疟疾

　　E. 流行性脑脊髓膜炎

2. 最适宜的抗生素是 ·· (　　)

　　A. 庆大霉素　　　　B. 大剂量青霉素　　　C. 氯霉素　　　　　D. 红霉素

　　E. 头孢菌素

3. 此时最应注意的护理问题是 ·· (　　)

　　A. 有皮肤完整性受损的危险　　　　　B. 体温过高

　　C. 潜在并发症:脑疝　　　　　　　　D. 有受伤的危险

　　E. 疼痛:头痛

[4～5 题共用题干]　李某,男性,12 岁,因发热头痛 2 天入院。T 39.5℃,BP 100/70mmHg,呼吸规则,神志清,双侧瞳孔等大等圆,对光反射灵敏,全身散在瘀点,颈抵抗(+),克氏征(+),诊断为流行性脑脊髓膜炎。

4. 该患者目前所处的临床类型是 ………………………………………………… （　　）
　　A. 轻型　　　　　　　　　　　　　　B. 普通型
　　C. 爆发脑膜脑炎型　　　　　　　　　D. 混合型
　　E. 爆发休克型
5. 病程中患者出现面色苍白、四肢厥冷、发绀、皮肤呈花斑样、脉搏细速、血压测不出,对该患者的处理措施中不恰当的是 …………………………………………………… （　　）
　　A. 立即给患者吸氧　　　　　　　　　B. 立即建立静脉通道
　　C. 给患者保暖　　　　　　　　　　　D. 遵医嘱大量补液
　　E. 患者平卧位休息

【参考答案】

一、名词解释

流行性脑脊髓膜炎:是由脑膜炎双球菌经呼吸道传播引起的脑脊髓膜的化脓性炎症。临床以突起高热、剧烈头痛、频繁呕吐、皮肤黏膜瘀点瘀斑和脑膜刺激征为表现特征。

二、常见基本问题

A. 根据临床表现,流脑可分为轻型、普通型、爆发型三种临床类型。其中爆发型又分爆发休克型、爆发脑膜脑炎型和混合型。

B. 流脑患者颅内高压的护理:①嘱患者绝对卧床休息,床头应抬高 15°～30°;②嘱患者不可用力排便,有计划地安排各种检查治疗、护理操作,禁止过多搬动患者,以防脑疝;③保持呼吸道通畅,持续高流量吸氧,备好相应抢救器械和药物;④患者出现躁动时适当予以约束,以防受伤;⑤遵医嘱使用脱水剂;若有脑疝发生,加强脱水剂应用,同时注射呼吸兴奋剂,并尽快上呼吸机或使用人工呼吸机。

C. 爆发休克型流脑临床特点:①突起寒战、高热、头痛、呕吐;②精神萎靡、烦躁不安、全身瘀点瘀斑进行性增多、扩大;③出现感染性休克表现,如面色苍白、口唇发绀、呼吸浅快、四肢厥冷、脉搏细速、血压下降、尿量减少;④脑膜刺激征及脑脊液改变可不明显。

三、填空题

A. 患者　带菌者
B. 流脑 A 群菌苗　　7

四、选择题

A1 型选择题:1E、2A、3D、4D、5E、6E、7C
A2 型选择题:1C、2E
A3 型选择题:1E、2B、3C、4A、5E

（邱惠萍）

任务十 流行性出血热

▶▶▶ 护理案例 ◀◀◀

病史摘要

患者,男,24岁,因"发热、头痛、腰痛5天,尿少2天"拟"流行性出血热"收住入院。体检:T 39.5℃,精神差,面及上胸部皮肤潮红,双腋下皮肤可见数十枚针尖大小红色出血点,注射部位可见瘀斑。颜面及眼睑浮肿,球结膜充血水肿,口腔软腭黏膜可见出血点,双肾叩击痛阳性,双下肢轻度凹陷性水肿。血常规:WBC 16.4×10^9/L,N 0.78,PLT 47×10^9/L。肝功能:转氨酶轻度升高。肾功能:BUN 16.7mmol/L,Cr 221 μmol/L。尿常规:尿中有膜状物,尿蛋白(++)。腹部B超:双肾体积增大,呈弥漫性病变。

工作过程

1. 护理评估要点 此患者临床诊断为流行性出血热(EHF),护士应该将患者进行必要的隔离措施。评估要点如下:①流行病学资料:询问有无野外作业史,有无与鼠类及排泄物接触史,有无接种过疫苗。②症状评估:患者有弛张热,有明显的"三痛"(头痛、腰痛、眼眶痛)。③护理体检:皮肤"三红"(颜面、颈部、胸部潮红),呈醉酒貌,黏膜"三红"(眼结膜、软腭、咽部充血),球结膜水肿,水肿体征。④心理社会状况评估:评估患者及家属对疾病的认知程度,是否有焦虑、紧张、恐惧情绪。⑤实验室检查:血象升高;肾功能:BUN 16.7mmol/L,Cr 221μmol/L,尿蛋白阳性。

2. 主要护理问题 ①体温过高:与病毒血症有关;②疼痛:与脑血管扩张出血、肾及眼周围组织充血水肿有关;③体液过多:与肾脏损害有关;④有皮肤完整性受损的危险;⑤潜在并发症:肾功能衰竭,出血,休克;⑥组织灌注无效:与全身小血管广泛损害、血浆外渗有关。

3. 护理目标 体温降至正常;头痛、腹痛等症状消失;无全身皮肤黏膜大量出血点;无并发症出现;患者知晓疾病的相关知识,明确随诊复查的主要内容与要求。

4. 护理措施 ①绝对卧床休息,高热者可按高热患者常规护理。②密切观察病情,注意有无休克、出血和肾衰的早期症状。③建立静脉通道,保证输液通畅,按"量入为出,宁少勿多"原则输入液体。④向患者介绍疾病相关知识,做好健康宣教。

(邱惠萍)

▶▶▶ 同步训练 ◀◀◀

一、名词解释

流行性出血热 三痛

二、常见基本问题

A.简述流行性出血热患者少尿期的临床表现。

B.流行性出血热患者少尿期护理要点。

C.简述流行性出血热治疗原则。

三、填空题

A.流行性出血热患者的三大主要症状是(　　　　)、(　　　　)和(　　　　)。

B.流行性出血热患者少尿期主要并发症有(　　　　)、(　　　　)、(　　　　)和(　　　　)。

C.流行性出血热五期经过是指(　　　)、(　　　)、(　　　)、(　　　)和(　　　)。

四、选择题

【A1 型选择题】

1.流行性出血热的病原体是 ……………………………………………………… (　　　)

A.细菌　　　　　　B.立克次体　　　　C.病毒　　　　　　D.螺旋体

E.支原体

2.我国流行的流行性出血热最主要的传染源是 ………………………………… (　　　)

A.家鼠　　　　　　B.黑线姬鼠　　　　C.棕背鼠　　　　　D.田鼠

E.红背鼠

3.流行性出血热基本病理改变是 ………………………………………………… (　　　)

A.全身毛细血管中毒性损害　　　　B.血管和淋巴管内皮细胞损害及急性出血

C.微血管的内皮细胞损伤　　　　　D.小血管周围炎性细胞浸润

E.全身性小血管(小动脉、小静脉和毛细血管)内皮细胞肿胀变性和坏死

4.流行性出血热早期休克的主要原因是 ………………………………………… (　　　)

A.播散性血管内凝血(DIC)　　　　　B.心肌损害

C.继发严重感染　　　　　　　　　　D.腔道大出血

E.小血管通透性增加,血浆外渗,血容量锐减

5.流行性出血早期出血的原因主要为 …………………………………………… (　　　)

A.尿毒症致凝血功能异常　　　　　B.类肝素物质增多

C.血管壁脆性增加及血小板减少　　D.血管因子消耗缺乏

E.播散性血管内凝血

6.流行性出血热少尿的主要原因是 ……………………………………………… (　　　)

A.肾血管内播散性血管内凝血　　　B.继发性醛固酮增多

C.肾小管重吸收亢进　　　　　　　D.肾小球滤过率下降和缺血性肾小管坏死

E.合并肾结石肾盂积水

【A2 型选择题】

1.流行性出血热患者病程第 6 天,每天尿量 100ml,BP 170/118mmHg,脉洪大,面浮肿,体表静脉充盈,两肺底有散在湿啰音,下列哪项为最佳措施 ………………………… (　　　)

A.采用高渗葡萄糖液降压及利尿

B.采用甘露醇降压及利尿

C.纠正酸中毒,降压及利尿

D.严格控制输液量,用高效利尿剂及透析疗法

E. 采用平衡盐液降血压、利尿及导泻

2. 流行性出血热患者病程第 5 天,未进食,呕吐频繁,感乏力,反应迟钝,四肢松软,腱反射迟钝,腹胀,肠鸣音减低,心律不齐,心电图 T 波低平,U 波,ST 段降低,应给予 …………………………………………………………………………… ( )

  A. 补钠盐　　　　　B. 补钙盐　　　　　C. 输葡萄糖　　　　　D. 补钾盐

  E. 输白蛋白

【A3 型选择题】

[1～3 题共用题干]　患者,男,50 岁,农民,因畏寒发热全身酸痛腰痛 3 天就诊。大便稀,5～6 次/日,伴呕吐 6 次,体检:T 40.1℃,BP 75/50mmHg,急性重病容,眼结膜明显充血水肿,上腭可见 4～5 个出血点,双腋下可见抓痕样出血点,实验室检查:Hb 156g/L,WBC 16.0×10⁹/L,尿蛋白(十)。

1. 本病例最可能的临床诊断是 ………………………………………………… ( )

  A. 钩体病　　　　　　　　　　　　B. 急性细菌性痢疾

  C. 流行性出血热　　　　　　　　　D. 败血症

  E. 上呼吸道感染

2. 下列哪项处理错误 ……………………………………………………………… ( )

  A. 短期应用肾上腺皮质激素　　　　B. 液体疗法

  C. 大剂量退热降温药　　　　　　　D. 多潘立酮止吐

  E. 物理降温

3. 该病例首要的护理诊断是 ……………………………………………………… ( )

  A. 体温过高　　　　　　　　　　　B. 体液过多

  C. 有皮肤完整性受损的危险　　　　D. 潜在并发症:肾功能衰竭

  E. 焦虑

[4～7 题共用题干]　患者,男性,28 岁,农民,于 12 月 20 日因"畏寒、发热 3 天"入院。入院医疗诊断为"流行性出血热"。入院体检:T 35.9℃,BP 60/41mmHg,P 128 次/分,R 40 次/分,皮肤黏膜湿冷,肢端发绀,全身散在多个出血点,球结膜充血、水肿,肾区叩击痛明显。

4. 此患者目前处于 ………………………………………………………………… ( )

  A. 发热期　　　　　　　　　　　　B. 少尿期

  C. 低血压休克期　　　　　　　　　D. 多尿期

  E. 恢复期

5. 该患者目前最恰当的处理措施是 ……………………………………………… ( )

  A. 抗病毒治疗　　　　　　　　　　B. 激素治疗

  C. 补充血容量,纠正酸中毒　　　　D. 输血小板,防止出血

  E. 利尿、导泻

6. 经积极治疗 2 天后,患者出现胸闷、呼吸急促、烦躁不安等表现,尿量 40ml/24h,血压 180/105mmHg,脉洪大,两肺有细湿啰音。此时患者最可能出现的是 ……… ( )

  A. 肺实质弥漫性出血　　　　　　　B. 高血容量综合征

  C. 肝肾综合征　　　　　　　　　　D. 尿毒症性脑病

  E. 高血压性脑病

7. 此时最恰当的处理措施是 ……………………………………………………… ( )

A. 嘱患者平卧位休息　　　　　　　B. 记 24 小时出入量

C. 给予抗感染治疗　　　　　　　　D. 给予镇静剂

E. 血液透析

【参考答案】

一、名词解释

流行性出血热:为自然疫源性疾病,鼠为主要传染源。临床上以发热、休克、充血出血和急性肾功能衰竭为主要表现。

三痛:流行性出血热患者出现的头痛、腰痛和眼眶痛。

二、常见基本问题

A. 流行性出血热患者少尿期的临床表现:①主要表现是尿毒症、酸中毒和水、电解质紊乱。②患者厌食、恶心、呕吐、腹胀、腹泻,常有顽固性呃逆并出现头晕、头痛、烦躁、嗜睡甚至昏迷、抽搐。③伴有高血容量综合征者,脉搏充实有力,静脉怒张,有进行性高血压及血液稀释等。④一些患者表现为皮肤瘀斑增加及腔道出血。⑤重者可伴发心力衰竭、肺水肿及脑水肿。

B. 流行性出血热患者少尿期的护理要点:①体液过多的护理:遵医嘱给予利尿、导泻、放血或血透治疗,观察疗效。严格记录 24 小时出入液量,严格控制入量。②出血的护理:注意有无呕血、便血、咯血;有无剧烈头痛、突然出现的视物模糊;观察血压、脉搏变化,口唇黏膜颜色,注射部位的出血情况,如有报告医生并协助进行处理。③并发症护理:严密观察病情变化,注意有无咳嗽、呼吸费力、口唇发绀。对出现呼吸费力者应及时输氧,如有咯粉红色泡沫样痰者,应给予抗泡沫吸氧。如出现呼吸窘迫综合征,应协助医生给予大量激素和辅助呼吸机治疗。

C. 流行性出血热治疗原则:①以综合治疗为主,坚持"三早一就",即早发现、早休息、早治疗和就地治疗,早期应用抗病毒治疗。②中晚期根据病理生理特点,针对性对症用药。③把好"四关"(即休克、肾衰、感染、出血关)是治疗本病的关键。

三、填空题

A. 发热　　出血　　肾损害

B. 出血　　肾功能不全　　电解质紊乱　　酸中毒

C. 发热期　　低血压休克期　　少尿期　　多尿期　　恢复期

四、选择题

A1 型选择题:1C、2B、3A、4E、5C、6D

A2 型选择题:1D、2D

A3 型选择题:1C、2C、3A、4C、5C、6B、7E

(邱惠萍)

任务十一 日本血吸虫病

▶▶▶ 护理案例 ◀◀◀

 病史摘要

　　患者,男,42岁,发热、解脓血样便3天,1周前在当地医院就诊,拟诊"急性细菌性痢疾"。治疗1周后,症状未见好转,仍发热、解脓血样便。仔细检查,发现患者肝轻度肿大,压痛,追问病史,有疫水接触史。入院检查间接红细胞凝集试验(IHA)1∶1500,大便血吸虫卵(+),血嗜酸性粒细胞升高,确诊为急性血吸虫病。给予吡喹酮120mg/kg,6日疗法。体温恢复正常,脓血样便逐渐好转出院。

 工作过程

　　1. 护理评估要点　此患者临床诊断为急性血吸虫病,应该采取必要的隔离措施。①流行病学资料:了解发病季节、发病的环境,是否有明确血吸虫疫水接触史,如捕鱼、耕作、游泳等,周围是否有类似病例等流行病学相关资料。②症状评估:该患者有发热,有消化道症状,有脓血便。③护理体检:高热,轻度肝大,压痛。④心理社会状况评估:急性起病,身体不适,有焦虑情绪。⑤实验室检查:血常规嗜酸性粒细胞升高;间接红细胞凝集试验(IHA)1∶1500;粪便镜检虫卵(+)。

　　2. 主要护理问题　①体温过高,与血吸虫感染后虫卵和毒素的作用有关。②腹泻,与虫卵在肠壁沉积,引起结肠炎症病变有关。③营养失调低于机体需要量,与肠道病变引起进食减少、肠道吸收功能下降以及腹泻和肝功能受损导致营养物质代谢障碍有关。④活动无耐力,与长时间发热、营养不良、肝脏病变使体力低下有关。⑤焦虑,与病情急重和患者知识缺乏有关。⑥潜在并发症:上消化道出血、肝性脑病等,与肝硬化、门脉高压有关。

　　3. 护理目标　体温恢复正常,脓血样便逐渐好转,无并发症发生;患者了解发病的原因,防止接触疫水,注意饮食卫生,保证良好休息;明确随诊复查的主要内容与要求。

　　4. 护理措施　①高热的护理:发热为急性血吸虫病的主要症状,且首次使用吡喹酮的患者50%会出现体温反跳现象,此时要严密观察病情,每2小时测体温、脉搏、呼吸,必要时测血压,并详细做好记录。②饮食护理:患者因持续高热消耗大量能量,全身功能减退,应予易消化、高热量、高蛋白、高维生素饮食,少食多餐,以增强体质,促进康复。③并发症的护理:应密切注意并发症的出现,观察有无黑便、呕血等上消化道出血和意识障碍等肝性脑病的表现。④用药护理:事先向患者及家属介绍吡喹酮的疗效以及首剂后可能出现的体温反跳现象,有时可达40℃以上;严重时,遵医嘱给予泼尼松口服或地塞米松等激素类药物,但不宜长期使用,剂量不宜过大。⑤出院指导:向患者介绍血吸虫的生活史、感染途径、预防措施。根据患者接触疫水的方式,采取针对性健康教育,避免到有钉螺的地方游泳;出院带药,告诉患者及家属服药的方法、注意事项;出院回家后仍然注意休息,加强营养;6个月后复查。

(邱惠萍)

▷▷▷ 同步训练 ◁◁◁

一、名词解释

异位血吸虫病

二、常见基本问题

A. 评估血吸虫病患者,应收集哪些流行病学资料?

B. 如何预防日本血吸虫病?

C. 简述血吸虫病传播需具备的三个条件。

三、填空题

A. 血吸虫病可分为(   )、(   )和(   )3 种。急性多发生于初次感染者,但少数慢性甚至晚期血吸虫病患者,在感染后也可发生。

B. 晚期血吸虫病主要并发症是(   )、(   )、(   )和(   )。

C. 血吸虫病异位损害的主要部位为(   )和(   )。

D. 血吸虫病的感染方式主要是人体皮肤接触(   )。

E. 根据临床症状,晚期血吸虫病分为(   )型、(   )型和(   )型。

F. 血吸虫病传播的三个必需条件是(   )、(   )和(   )。

四、选择题

【A1 型选择题】

1. 日本血吸虫病的病理变化主要是由以下哪个引起的 ·············· (   )

A. 尾蚴   B. 童虫   C. 成虫   D. 虫卵

E. 毛蚴

2. 日本血吸虫病病理变化最显著的部位是 ·············· (   )

A. 肝   B. 肺   C. 结肠   D. 脑

E. 肝和结肠

3. 防治血吸虫病的重点措施是 ·············· (   )

A. 灭螺   B. 普治患者

C. 灭螺和普治   D. 粪便和水源管理

E. 保护易感人群

4. 目前治疗血吸虫病的首选药物是 ·············· (   )

A. 酒石酸锑钾   B. 呋喃丙胺   C. 血防 846   D. 硫硝氰胺

E. 吡喹酮

5. 下列哪组临床表现支持急性血吸虫病的诊断 ·············· (   )

A. 腹痛、腹泻、肝脾肿大及压痛

B. 发热、肝脾肿大、末梢血液嗜酸性粒细胞明显增多

C. 皮肤荨麻疹、咳嗽、泡沫痰、胸痛、胸片双侧纹理增多

D. 腹泻、便秘交替、脾肿大,周围血液血小板减少

E. 腹胀、腹泻、便秘交替、腹水征阳性、末梢血液白细胞减少

6. 以下急性血吸虫病的临床诊断依据哪项是正确的 ·············· (   )

A. 半年前有血吸疫水接触史,急起发热,肝脾大,血象总数和分类正常

B. 一周前有血吸疫水接触史,急起发热,脾大,血白细胞增高,嗜酸性粒细胞占 3%

C. 3个月内有血吸虫疫水接触史,急起发热,肝大,血象白细胞总数升高,嗜酸性粒细胞占 3%

D. 无血吸虫疫水接触史,急起发热,肝大,白细胞总数和嗜酸性粒细胞增高

E. 3个月内有血吸虫疫水接触史,无发热,肝脾大,肝功能异常,白细胞总数正常,嗜酸性粒细胞不高

7. 急性血吸虫病的确诊依据是 ··( )

A. 急起发热,血嗜酸性粒细胞显著增高,粪便血吸虫虫卵阳性或孵出毛蚴

B. 无发热,血嗜酸性粒细胞不增高,粪便血吸虫虫卵阳性或孵出毛蚴

C. 无发热,肝脾大,直肠、乙状结肠活检发现虫卵

D. 有发热等临床表现,血嗜酸性粒细胞升高,胸片肺纹理增加

E. 长期发热,稽留热型,肝脾肿大,血嗜酸性粒细胞消失,既往有血吸虫病史

【A2型选择题】

1. 患者,男,50岁,农民,反复腹泻、便秘交替出现 10 年,加重伴腹胀 3 个月。既往每周饮白酒50~100ml已有 5 年。体检:消瘦,皮肤巩膜无黄染,腹隆,肝在剑突下 4cm,脾下缘平脐,移动性浊音阳性。肝功能检查:ALT 54U/L,ALB 35g/L,ALB/GLB 为 0.7,血清总胆红素 $35\mu mol/L$,血清乙、丙型肝炎病毒标志物均阴性,B超检查提示肝硬化。该例患者应诊断为 ···( )

A. 肝炎后肝硬化   B. 胆汁性肝硬化

C. 心源性肝硬化   D. 血吸虫性肝硬化

E. 酒精中毒性肝硬化

2. 患者,男,18 岁,1 个月前放暑假,与同学数人到岳阳君山旅游,一人下水游泳 1 次,前日突起畏寒、发热,体温波动在 37~40℃,以夜间为甚,伴有腹泻,3~5 次/天。体检:T 39.5℃,左下腹压痛,肝肋下 1.5cm,剑突下 3cm,质中,触痛,脾肋下未扪及,ALT 178U/L。血象:WBC $15\times10^9/L$,E 0.30。首先应做哪项检查以明确诊断 ··( )

A. 血培养＋药敏   B. 肛门拭子粪便培养＋药敏

C. 粪便镜检及浓缩孵化试验   D. 甲、乙、丙型肝炎病毒血清标志物检查

E. 血吸虫抗原抗体的血清免疫学试验

3. 患者,男,15 岁,学生,不规则畏寒、发热半个月,体温波动在 36.5~40.5℃,以夜间为甚,伴有腹部隐痛、腹泻,2~3 次/天,稀,无红白胨,40 天前曾去过洞庭湖区。体检:T 40℃,肝右肋下 2cm,剑突下 4cm,质中,有触痛,脾左肋下 1cm,血清 HBsAg、HBcAb阳性。血象:WBC $20\times10^9/L$,E 0.45。诊断应首先考虑 ··············( )

A. 败血症   B. 急性血吸虫病

C. 急性病毒性肝炎(乙型)   D. 伤寒

E. 全身粟粒性结核

【A3型选择题】

[1~4题共用题干] 男,35 岁,血吸虫病患者,曾用锑剂治疗 1 次,1 年前用吡喹酮治疗 1 次。近 1 个月来乏力、腹胀、刷牙易出血。体检:慢性病容,巩膜无明显黄染,移动性浊音阳性,肝未及,脾肋下 7cm。血象:Hb 100g/L,WBC $3\times10^9/L$,N 0.65,L 0.35,PLT $40\times10^9/L$。

1. 对该患者的诊断和治疗最有意义的检查是 ····································( )

A. 粪便直接涂片　　　　　　　　　B. 直肠黏膜活检

C. 粪便沉孵法　　　　　　　　　　D. 环卵沉淀试验

E. 皮内试验

2. 对患者来说,如孵化试验阳性,正确的处理措施是 ……………………………（　　　）

A. 抗血吸虫治疗　　　　　　　　　B. 脾切除

C. 脾切除＋抗血吸虫治疗　　　　　D. 输血

E. 利尿

3. 如无有效治疗,最可能出现的并发症是 ………………………………………（　　　）

A. 上消化道大出血　　　　　　　　B. 肝昏迷

C. 阑尾炎　　　　　　　　　　　　D. 癫痫

E. 肠穿孔

4. 该患者最主要的护理诊断是 ………………………………………………………（　　　）

A. 体温过高　　　　　　　　　　　B. 腹泻

C. 体液过多　　　　　　　　　　　D. 潜在并发症:上消化道出血

E. 潜在并发症:肝性脑病

【参考答案】

一、名词解释

异位血吸虫病:血吸虫卵沉积于门静脉系统以外的组织、器官,如肺、脑等,引起相应损害。

二、常见基本问题

A. 评估血吸虫病患者,应采集的流行病学资料有:了解发病季节、发病的环境,是否有明确血吸虫疫水接触史;周围是否有类似病例;既往史、个人史和预防接种史等。

B. 日本血吸虫病的预防:①灭螺(重点环节);②普查普治患者与病畜;③管理粪便与水源;④加强个人皮肤防护。

C. 血吸虫病的传播需具备三个条件:①血吸虫虫卵随粪便入水;②水中有钉螺存在;③人接触疫水。

三、填空题

A. 急性　慢性　晚期

B. 上消化道出血　肝性脑病　感染(如腹膜炎、阑尾炎、沙门菌感染)　肠道并发症(如肠梗阻、结肠癌)

C. 肺　脑

D. 尾蚴

E. 巨脾　腹水　侏儒

F. 血吸虫虫卵随粪便入水　水中有钉螺存在　人接触疫水

四、选择题

A1 型选择题:1D、2E、3C、4E、5B、6C、7A

A2 型选择题:1D、2C、3B

A3 型选择题:1C、2C、3A、4D

（邱惠萍）

任务十二 疟 疾

▶▶▶ 护理案例 ◀◀◀

病史摘要

患者,男,36岁。因"畏寒、发热、头痛7天,意识不清1天"以"中枢神经系统感染"急诊收入院。当地医院予抗感染治疗7天,症状无好转。患者为个体司机,经常往返于疫区。起病前10天曾到过疫区。入院体检:T 38.2℃,神志不清,呼之不应,皮肤、巩膜轻度黄染。颈硬(+)。双肺呼吸音粗,未闻及干湿啰音。腹软,肝脾未扪及,病理征未引出,余未见异常。入院时查血常规:WBC 10.2×10^9/L,N 0.8,L 0.2,RBC 4.17×10^{12}/L,Hb 120g/L,PLT 18×10^9/L;肾功能:BUN 9.38mmol/L,Cr 56.1μmol/L;肝功能:ALT 58U/L,AST 82U/L,TP 51.6g/L,ALB 27.8g/L,TB 61.2μmol/L;心肌酶谱:CK 661U/L,HBDH 936U/L,LDH 728U/L。CT:颅脑平扫未见异常,右下肺考虑炎症病变,右侧胸腔积液,双侧胸膜增厚粘连。脑脊液常规正常。入院后第2天查外周血涂片,找到恶性疟原虫环状滋养体和配子体。诊断:脑型恶性疟疾、肺部感染。予"蒿甲醚"抗疟疾治疗。入院后第5天患者意识逐渐恢复,体温降至正常。住院12天,患者症状缓解出院。

工作过程

1. 护理评估要点 此患者临床诊断为脑型恶性疟疾、肺部感染,护士应该将患者进行虫媒隔离。评估要点如下:①病史:起病前10天曾到过疫区,有畏寒、发热、头痛、意识障碍;②护理体检:T 38.2℃,神志不清,呼之不应,皮肤、巩膜轻度黄染,颈硬(+);③实验室检查:外周血涂片找到恶性疟原虫环状滋养体及配子体,诊断明确。

2. 主要护理问题 ①体温过高;②活动无耐力;③意识障碍;④潜在并发症:黑尿热。

3. 护理目标 患者体温降至正常,不适感消失;卧床休息期间能保证患者日常生活需要,患者能了解减轻疲劳的方法;意识逐渐恢复;及早发现黑尿热的早期表现并及时控制症状;患者了解发病原因、防止疫区接触和饮食卫生知识,保证良好休息;明确随诊复查及休止期治疗。

4. 护理措施 ①高热的护理:观察发热程度及伴随症状,每天测体温6次,高热时随时报告医师;给予高热量、高蛋白、易消化的流质、半流质饮食,注意补充水分;卧床休息,减少体力消耗;寒战时,予以保暖,并防止外伤;给予物理降温;遵医嘱使用抗疟疾药物,并注意观察心率、血压的变化;出汗后及时更换衣服,避免受凉。②患者应住院治疗,注意休息。③密切观察有无黑尿热的临床表现,如突起寒战、高热、腰痛及酱油尿等,并及时报告医师;立即停用可能诱发溶血的药物;严格记录24小时出入量;遵医嘱应用氢化可的松和5%碳酸氢钠溶液等药物,以减轻溶血和肾功能损害;贫血严重者,可少量多次输新鲜全血,并观察有无输血反应。④出院指导:向患者介绍疟原虫的生活史、感染途径、预防措施;根据患者接触疫区的频率,采取针对性健康教育,如出院带药,告知服药的方法、注意事项,出院后仍应注意休息,加强营养;明确随诊复查及休止期治疗。

(陈燕)

▶▶▶ 同步训练 ◀◀◀

一、名词解释

黑尿热

二、常见基本问题

A. 简述控制疟疾发作的治疗药物。

B. 某集体宿舍有人患了疟疾,经医生诊断后,应采取哪些措施?

三、填空题

A. 疟疾典型的临床表现可分为四期:前驱期、(　　　)期、(　　　)期和(　　　)期。

B. 特殊疟疾的类型有(　　　)和(　　　)。

C. 主要用于控制疟疾的药物是(　　　),主要用于防止复发和传播的药物是(　　　),主要用于预防的药物是(　　　)。

四、选择题

【A1 型选择题】

1. 疟疾所致的寒战、高热、出汗是由于 …………………………………………　(　　)

　A. 疟原虫的量多

　B. 疟原虫寄生在红细胞内生长

　C. 大量裂殖子、疟色素和代谢产物从红细胞破裂入血

　D. 毒素

　E. 疟原虫寄生在肝细胞内生长

2. 间歇性发热半个月,血涂片发现疟原虫,该患者最明显的体征是 …………　(　　)

　A. 黄疸　　　　　B. 肝大　　　　　C. 脾大　　　　　D. 唇周疱疹

　E. 贫血

3. 现症疟疾患者,在抗疟治疗中,症状加重并伴少尿与黄疸,最可能并发 ………　(　　)

　A. 肾病综合征　　　　　　　　B. 黑尿热

　C. 急性肾小球肾炎　　　　　　D. 继发细菌感染

　E. 疟疾并发急性病毒性肝炎

4. 人群感染疟疾后获得的免疫力为 …………………………………………　(　　)

　A. 终生免疫　　　　　　　　　B. 一定的免疫力,但不持久

　C. 无免疫力　　　　　　　　　D. 有交叉免疫

　E. 以上均不对

5. 引起临床上凶险发作最常见的疟原虫是 ……………………………………　(　　)

　A. 间日疟原虫　　B. 三日疟原虫　　C. 恶性疟原虫　　D. 卵形疟原虫

　E. 以上均可

6. 以下疟原虫仅感染衰老红细胞的是 ………………………………………　(　　)

　A. 间日疟原虫　　B. 三日疟原虫　　C. 恶性疟原虫　　D. 卵形疟原虫

　E. 以上均不可

7.用来确诊疟疾患者的实验室方法为 ·· （　　）

    A.间接荧光抗体法　　　　　　　　　B.间接红细胞凝集试验

    C.酶联免疫吸附试验　　　　　　　　D.血片中大单核细胞增多

    E.血或骨髓片找病原体

8.间日疟、三日疟与一般恶性疟常用的治疗方案是 ································ （　　）

    A.氯喹、乙胺嘧啶　　　　　　　　　B.氯喹、伯氨喹

    C.奎宁、乙胺嘧啶　　　　　　　　　D.奎宁、伯氨喹

    E.青蒿素、奎宁

【A2 型选择题】

1.患者,女,24 岁,因间歇寒战、高热入院,血涂片中找到间日疟原虫,幼时有蚕豆病史,目前怀孕 6 个月,最适宜的治疗是 ························· （　　）

    A.乙胺嘧啶　　　　B.伯胺喹啉　　　　C.甲氟喹　　　　D.奎宁

    E.氯喹

2.患者,男,20 岁,间歇性畏寒、寒战、发热半年,约每月发作一次,每次持续 7～10 天,近一日出现面部水肿,尿量减少,血压升高,尿蛋白,尿红细胞 3～6 个/HP,血涂片发现间日疟原虫,应诊断为 ················ （　　）

    A.疟疾　　　　　　　　　　　　　　B.肾病综合征

    C.疟疾并发急性肾小球肾炎　　　　　D.疟疾并发肾病综合征

    E.疟疾并发急性肾盂肾炎

3.患者,女,27 岁,已婚,畏寒、寒战,继之发热,体温达 39℃,伴剧烈头痛,持续 4～6 小时后热退,退热后患者感体力尚正常,能进食,每 2 日发作 1 次,共 3 次,血象:WBC $6.7×10^9$/L,N 0.72,L 0.28,追问病史,停经已 4 个月,应采取哪项治疗措施 ············· （　　）

    A.氯喹、伯氨喹　　　　　　　　　　B.伯氨喹

    C.奎宁注射液快速静脉推注　　　　　D.氯喹快速静脉推注

    E.奎宁、伯氨喹

4.男孩,8 岁,于 8 月 18 日随母亲初次去海南探亲,9 月 1 日突然畏寒、高热、剧烈头痛、呕吐,继而谵妄、昏迷,伴抽搐。体检:神志不清,颈项强直,克氏征阳性,巴氏征阴性,血压正常,全身无出血点或皮疹,胸片正常,血象:WBC $9.2×10^9$/L,N 0.76,L 0.24,CSF 压力稍高,WBC $30×10^6$/L,生化检查正常,粪常规正常,初步诊断为

    ·· （　　）

    A.中毒性菌痢　　　　　　　　　　　B.脑型疟疾

    C.流行性乙型脑炎　　　　　　　　　D.暴发性流脑

    E.流行性脑膜脑炎

5.10 月份,一农民患者,急性畏寒、发热,间日发作一次,约 10 天,体检:贫血貌,肝肋下2cm,血片检查发现间日疟原虫,追问病史,2 个月前曾有类似发作 6～7 次,未予治疗,最可能的解释是 ······················· （　　）

    A.疟疾远期复发　　　　　　　　　　B.两种疟原虫混合感染

    C.新近感染疟疾　　　　　　　　　　D.恶性疟疾

    E.疟疾近期复发

【A3 型选择题】

[1～5 题共用题干]　患者,女,26 岁,新婚 4 个月,间歇性畏寒、高热,大汗后缓解,隔日 1 次,已有半个月。体检:脾大,余未见异常,血象 WBC(4～5)×10^9/L,N 0.65,L 0.30,Hb 100g/L。平常月经正常,现已停经 2 个月,儿时有蚕豆病史。

1. 患者发热最可能的原因是 ……………………………………………………（　　）

  A. 急性血吸虫病   B. 伤寒

  C. 革兰阴性细菌败血症   D. 疟疾

  E. 恶性组织细胞增生症

2. 为了确诊,首选哪项检测 …………………………………………………………（　　）

  A. 血涂片找病原体   B. 骨髓培养

  C. 肥达试验   D. 血培养

  E. 尿常规

3. 最好的治疗措施是 …………………………………………………………………（　　）

  A. 氯喹、伯氨喹   B. 奎宁   C. 奎宁、伯氨喹   D. 乙胺嘧啶

  E. 氯喹

4. 该患者首要的护理诊断为 ………………………………………………………（　　）

  A. 体温过高   B. 活动无耐力   C. 意识障碍   D. 焦虑

  E. 潜在并发症:黑尿热

5. 此患者如要采血做血液涂片,护士正确的做法是 ……………………………（　　）

  A. 在寒战发作 6 小时内采血   B. 在寒战发作 5 小时内采血

  C. 在寒战发作 4 小时内采血   D. 在寒战发作 3 小时内采血

  E. 在寒战发作 2 小时内采血

【参考答案】

一、名词解释

黑尿热:为疟疾患者突然发生的急性血管内溶血,多见于恶性疟原虫感染。临床上以急起寒战、高热与腰痛、恶心、呕吐、肝脾迅速增大、进行性贫血、黄疸、尿量骤减、排酱油色尿为特点,重者发生急性肾功能衰竭。

二、常见基本问题

A. 控制疟疾发作的治疗药物:①氯喹:对红细胞内裂殖体有迅速的杀灭作用,是最常用和最有效的控制临床发作的药物。②奎宁:对红细胞内裂殖体有较强的杀灭作用。③甲氟喹:对血中的裂殖体有持久作用。早期使用对耐氯喹的恶性疟疾疗效很好,近年来发现抗药性广泛。④青蒿素及其衍生物:对间日疟和恶性疟原虫包括耐氯喹的红细胞内裂殖体有强大的杀灭作用,可用于耐氯喹疟原虫的治疗。⑤磷酸咯萘啶:用于凶险型疟疾或耐氯喹的疟疾。

B. 某集体宿舍有人患了疟疾,经医生诊断后,应采取的措施:对患者进行隔离治疗;对宿舍进行消毒灭蚊;每人都挂蚊帐;不让健康者与患者接触。

三、填空题

A. 寒战　高热　大汗

B. 输血疟疾　婴幼儿疟疾

C. 氯喹 伯氨喹 乙胺嘧啶

四、选择题

A1 型选择题:1C、2C、3B、4B、5C、6B、7E、8B

A2 型选择题:1E、2C、3A、4B、5E

A3 型选择题:1D、2A、3E、4A、5A

(陈燕)

任务十三 流行性乙型脑炎

▶▶▶ 护理案例 ◀◀◀

病史摘要

患者,男,4 岁。高热伴剧烈头痛 2 天,抽搐 1 次。一周前,自觉全身乏力、低热、嗜睡。2 天前体温升高,扪头部觉得"发烫",抽搐 1 次,遂前来就诊。检查:T 38.5℃,P 120 次/分,R 23 次/分,BP 120/80mmHg,嗜睡状态,颈项弯曲有阻力,腱反射(+),锥体束征(+),外周血象白细胞总数 $11.0×10^9$/L,脑脊液无色透明,白细胞计数 $100×10^6$/L,糖、氯化物正常。诊断为流行性乙型脑炎。

工作过程

1. 护理评估要点 此患者临床诊断为流行性乙型脑炎(简称乙脑),护士应该将患者进行虫媒隔离。护理评估要点如下:①询问病史:患者未接种过乙脑疫苗,了解到本次症状主要是高热伴剧烈头痛、抽搐;②护理体检:T 38.5℃,嗜睡状态,颈项弯曲有阻力,腱反射(+),锥体束征(+);③实验室检查:外周血象白细胞总数 $11.0×10^9$/L,脑脊液无色透明,白细胞计数 $100×10^6$/L,糖、氯化物正常。

2. 主要护理问题 ①体温过高;②有皮肤完整性受损的危险;③意识障碍;④潜在并发症:惊厥、呼吸衰竭;⑤躯体移动障碍。

3. 护理目标 患者体温不超过 38.5℃,舒适感增加;不发生压疮;体重维持正常;患者卧床期间生活需要得到满足,不出现便秘等并发症,病情恢复后在帮助下逐渐增加活动;不发生惊厥或及时得到控制;呼吸困难减轻,表现为呼吸频率、节律正常,动脉血气分析正常。

4. 护理措施 ①高热的护理:患儿卧床休息,定时测量体温,采用物理降温,遵医嘱使用小剂量退热药,做好皮肤、口腔护理。②抽搐的护理:减少各种刺激预防抽搐,各种护理操作集中进行;及早发现抽搐。一旦发生抽搐,保护好患者,防止坠床和舌咬伤,保持呼吸道通畅,使用镇静剂。③呼吸衰竭的护理:应保持呼吸道通畅并给氧,遵医嘱使用呼吸兴奋剂,必要时气管插管人工辅助通气。④饮食护理:加强营养,补足液体量,给予高热量、高蛋白、易消化的半流质饮食,少食多餐。⑤病情观察:密切观察血压、脉搏、瞳孔的改变,观察有无呼吸节律、速率、深度改变;遵医嘱抽血做血气分析。⑥康复护理:指导并协助家属掌握一定的护理常识及康复疗法,如按摩、热疗等,早期预防后遗症。

（陈燕）

➤➤➤ 同步训练 ◄◄◄

一、常见基本问题

A. 简述观察流行性乙型脑炎患者病情的内容。

B. 简述流行性乙型脑炎患者呼吸衰竭的护理。

二、填空题

A. 流行性乙型脑炎在极期典型的表现为（　　　）、（　　　）、（　　　）和（　　　）。

B. 流行性乙型脑炎的主要传染源是（　　　），最主要的传播途径是（　　　）。

C. 对于 10 岁以下儿童应尽快接种（　　　）疫苗,以预防乙脑。

三、选择题

【A1 型选择题】

1. 流行性乙型脑炎的主要传染源是 ⋯⋯⋯⋯⋯⋯⋯⋯⋯⋯⋯⋯⋯⋯⋯⋯⋯⋯（　　）

A. 黑线姬鼠　　　　B. 蚊子　　　　　C. 猪　　　　　D. 患者

E. 患者和隐性感染者

2. 预防流行性乙型脑炎的最有效措施是 ⋯⋯⋯⋯⋯⋯⋯⋯⋯⋯⋯⋯⋯⋯⋯⋯（　　）

A. 隔离患者　　　B. 加强猪的管理　　C. 疫苗接种　　D. 防鼠、灭鼠

E. 防蚊、灭蚊及疫苗接种

3. 流行性乙型脑炎死亡的主要原因为 ⋯⋯⋯⋯⋯⋯⋯⋯⋯⋯⋯⋯⋯⋯⋯⋯⋯（　　）

A. 高热昏迷　　　　　　　　　　B. 缺氧

C. 中枢性呼吸衰竭　　　　　　　D. 低钠性脑病

E. 外周性呼吸衰竭

4. 有关乙脑的概念下列哪项是不正确的 ⋯⋯⋯⋯⋯⋯⋯⋯⋯⋯⋯⋯⋯⋯⋯⋯（　　）

A. 乙脑是自然疫源性疾病

B. 传染源主要是患者

C. 猪作为传染源的意义比人重要

D. 蚊虫既是传播媒介,又是乙脑病毒的长期宿主

E. 人对乙脑病毒普遍易感,感染后多为隐性感染

5. 乙脑患者,高热 41℃,持续抽搐后迅速发生深度昏迷,瞳孔忽大忽小,呈叹息样呼吸,
判断应属于下列哪一型 ⋯⋯⋯⋯⋯⋯⋯⋯⋯⋯⋯⋯⋯⋯⋯⋯⋯⋯⋯⋯⋯⋯（　　）

A. 轻型　　　　　　B. 普通型　　　　C. 重型　　　　D. 极重型

E. 以上各型都不是

6. 乙脑的流行高峰时间为 ⋯⋯⋯⋯⋯⋯⋯⋯⋯⋯⋯⋯⋯⋯⋯⋯⋯⋯⋯⋯⋯⋯（　　）

A. 3～4 月份　　　B. 4～6 月份　　　C. 7～9 月份　　D. 11～12 月份

E. 11～1 月份

【A2 型选择题】

1. 患儿,3 岁,高热 2 天,昏迷伴抽搐 1 天。体检:深度昏迷,呼吸节律不齐,瞳孔缩小,颈
项强直,脑膜刺激征阳性,周围血象:WBC $22 \times 10^9/L$, N 0.90, L 0.10, PLT
$110 \times 10^9/L$,下列处理哪项是错误的 ⋯⋯⋯⋯⋯⋯⋯⋯⋯⋯⋯⋯⋯⋯⋯⋯⋯（　　）

A. 快速静脉推注甘露醇　　　　　　　B. 吸氧

C. 降温　　　　　　　　　　　　　　D. 镇静

E. 立即腰穿送脑脊液检查

2. 患者,男性,20 岁,因"突起高热 3 天,昏迷、抽搐 1 天"以"流行性乙型脑炎"收治入院。体检:T 39.5℃,P 118 次/分,R 38 次/分,节律不整,对光反射迟钝,肺部可闻及干、湿性啰音,颈强直(＋)。对于该患者最关键的护理措施是 ……………………(　　)

A. 密切观察病情　　　　　　　　　　B. 遵医嘱给予药物降温

C. 保持呼吸道通畅　　　　　　　　　D. 保持室内空气清新

E. 减少声光刺激

3. 4 岁女孩,因"发热、头痛 3 天,昏迷、抽搐 1 天"于 7 月 12 日入院。体检:T 40.5℃,深昏迷,双侧瞳孔缩小,R 40 次/分,不规则,有时呈双吸气或抽泣样,频繁抽搐,肌张力增强,膝反射亢进,病理征阳性,脑膜刺激征阳性,周围血象 WBC $15×10^9$/L,N 0.8,L 0.2。在其抢救过程中,下列哪项是错误的 ……………………(　　)

A. 20% 甘露醇快速静滴　　　　　　　B. 肛温控制在 38℃ 左右

C. 应用肾上腺皮质激素　　　　　　　D. 静注洛贝林

E. 立即腰穿

4. 患者,女性,45 岁,以"流行性乙型脑炎"入院。体检:T 39.6℃,P 122 次/分,R 35 次/分,BP 135/75mmHg,节律不整,对光反射迟钝,呼吸音粗,可闻及干、湿性啰音,颈强直(＋),经救治无效死亡。该患者最可能的死亡原因是 ……………………(　　)

A. 高热　　　　　　　　　　　　　　B. 脑水肿

C. 脑疝　　　　　　　　　　　　　　D. 中枢性呼吸衰竭

E. 肺内感染

【A3 型选择题】

[1～4 题共用题干]　患者,男性,20 岁,因"突起高热 3 天"以"流行性乙型脑炎"收治入院。体检:T 39.8℃,P 120 次/分,R 38 次/分,节律不整,对光反射迟钝,肺部可闻及干、湿性啰音,颈强直(＋)。

1. 该患者此时正处于病程的 ……………………(　　)

A. 初期　　　　B. 极期　　　　C. 缓解期　　　　D. 恢复期

E. 后遗症期

2. 此期患者可出现的 3 个最主要的凶险症状是 ……………………(　　)

A. 高热、意识障碍、呼吸衰竭　　　　B. 意识障碍、呼吸衰竭、循环衰竭

C. 高热、抽搐、呼吸衰竭　　　　　　D. 高热、抽搐、循环衰竭

E. 抽搐、呼吸衰竭、循环衰竭

3. 在巡视患者的过程中,发现患者出现肢体发紧,双眼凝视,首先考虑患者可能发生了 ……………………(　　)

A. 意识丧失　　　B. 脑疝　　　C. 惊厥　　　D. 小脑损害

E. 中枢性呼吸衰竭

4. 下列处理措施中错误的是 ……………………(　　)

A. 立即放置患者于仰卧位,头偏向一侧

B. 松解衣服和领口

C. 将包纱布的压舌板置于上、下白齿之间

D. 按住患者的上、下肢,以免坠床和意外伤害

E. 保持病室安静

[5～10题共用题干] 患者,女性,48岁,8月初由外地来京探亲,因"发热、头痛5天,神志不清2天",于9月18日入院,经查后确诊为流行性乙型脑炎。

5. 将该患者确诊为流行性乙型脑炎的最主要检查是 ………………………… ( )

A. 血培养   B. 骨髓培养

C. 脑脊液常规检查   D. 脑脊液涂片检查

E. 特异性 IgM 抗体

6. 下列脑脊液检查结果,符合该患者特点的是 ……………………………… ( )

A. 外观混浊,白细胞计数 $1500\times10^6/L$ B. 外观清亮,白细胞计数 $1200\times10^6/L$

C. 蛋白轻度升高,糖和氯化物正常   D. 蛋白明显升高,糖和氯化物明显降低

E. 蛋白、糖和氯化物均明显升高

7. 检查发现患者呼之不应,双侧瞳孔等大等圆,对光反射迟钝,此时患者的意识状态为 ………………………………………………………………………………… ( )

A. 嗜睡   B. 意识模糊   C. 昏睡   D. 浅昏迷

E. 深昏迷

8. 患者 T 40℃,P 90 次/分,R 38 次/分,颈强直(＋),球结膜水肿,肺部呼吸音粗,可闻及痰鸣音,下列处理措施错误的是 …………………………………………… ( )

A. 吸痰   B. 翻身拍背、体位引流

C. 遵医嘱给予安乃近快速降温   D. 遵医嘱给予甘露醇脱水治疗

E. 开窗通风,保持室内空气新鲜

9. 该患者最易出现的并发症是 ……………………………………………… ( )

A. 呼吸衰竭   B. 压疮   C. 支气管肺炎   D. 窒息

E. 应激性溃疡

10. 提示患者出现中枢性呼吸衰竭的最可靠体征是 ……………………… ( )

A. 呼吸困难   B. 呼吸急促

C. 呼吸浅促   D. 呼吸节律不整

E. 出现"三凹征"

【参考答案】

一、常见基本问题

A. 观察流行性乙型脑炎患者病情的内容:①注意观察患者的意识状态、瞳孔大小、对光反射,血压改变,呼吸频率、节律、幅度的改变,以早期发现脑疝的临床表现;②观察惊厥发作先兆,如烦躁不安、口角抽动、指(趾)抽动、两眼凝视、肌张力增高等,以及发作次数、发作持续时间、抽搐的部位和方式;③准确记录出入量。

B. 流行性乙型脑炎患者呼吸衰竭的护理:①密切观察血压、脉搏、瞳孔的改变,观察有无呼吸节律、速率、深度改变;②保持呼吸道通畅:若呼吸道分泌物较多,及时予以吸痰;③惊厥时,用舌钳拉出舌头,以防舌根后坠;④遵医嘱给予氧气吸入,准备好气管插管、气管切开包、人工呼吸机、呼吸兴奋剂等急救器材及药物,并抽血做血气分析。

二、填空题

    A. 高热　意识障碍　惊厥或抽搐　呼吸衰竭

    B. 猪　蚊虫叮咬

    C. 乙型脑炎疫苗

三、选择题

    A1 型选择题:1C、2E、3C、4B、5D、6C

    A2 型选择题:1E、2C、3E、4D

    A3 型选择题:1B、2C、3C、4D、5E、6C、7D、8C、9C、10D

(陈燕)

项目五　结核病区患者护理案例与同步训练

任务　肺结核

▶▶▶ 护理案例 ◀◀◀

病史摘要

患者,男,56岁,因"进行性消瘦3月余,咳嗽半个月、发热5天"入院。患者近3个月无明显诱因出现进行性消瘦,体重减轻10余斤,无发热,无盗汗,无咳嗽,无胸闷、胸痛,未重视。半个月前出现咳嗽,呈阵发性,伴咳痰,痰少,有时带黄色脓性,无咯血,经治疗后无好转。5天前出现发热,以午后为主,体温最高39.5℃,有时伴畏寒、寒战,仍有咳嗽、咳痰,伴胸闷,无胸痛,无恶心、呕吐,无腹痛、腹泻。查血常规:WBC 15.9×10^9/L,N 0.914,Hb 125g/L,PLT 350×10^9/L,ESR 85mm/h。PPD试验阳性。胸部CT示两肺感染性病变伴两上肺空洞形成,两侧胸膜病变。

工作过程

1.护理评估要点　此患者临床诊断为"两肺继发性肺结核伴空洞并感染",护士应该将患者安置在呼吸道隔离区肺结核病房。评估要点如下:①流行病学资料:详细询问结核病接触史;是否接种卡介苗,何时接种,近期是否患过其他急性传染病等情况;②症状评估:起病缓,有发热、盗汗、进行性体重减轻等结核中毒症状,有明显咳嗽,伴少量痰液,有胸闷;③护理体检:观察患者消瘦明显、面色萎黄;心肺听诊呼吸音粗,可闻及干湿性啰音;④心理社会状况评估:患者需要呼吸道隔离治疗及长时间的服药,存在紧张和焦虑情绪,注意评估患者对病情、隔离方法、服药等知识的了解程度;⑤实验室检查:WBC 15.9×10^9/L,N 0.914,Hb 125g/L,PLT 350×10^9/L,ESR 85mm/h。PPD试验阳性。胸部CT示两肺感染性病变伴两上肺空洞形成,两侧胸膜病变。

2.主要护理问题　①体温过高:与结核感染菌感染有关;②营养失调:低于机体需要量,与纳差、疾病消耗增加有关;③活动无耐力:与疲劳、营养不良和慢性低热有关;④保守治疗方案无效:与缺乏对疾病的认识、缺乏治疗的主动性以及长期化疗和药物的副作用有关;⑤焦虑:与治疗时间长、隔离治疗有关;⑥潜在并发症:咯血、呼吸衰竭、肺源性心脏病、气胸、窒息。

3. 护理目标 ①体温下降至正常;②摄入的营养物质达到机体需要量,体重恢复至正常范围;③生活需要得到满足,体力恢复,能维持日常活动;④情绪稳定,能积极配合治疗和护理;⑤患者及家属了解该病要隔离和坚持长期有规律的治疗;⑥住院期间无并发症发生。

4. 护理措施 ①呼吸道隔离:对呼吸道分泌物、痰杯、餐具等进行消毒处理;尽量减少与健康者接触,探视者应戴口罩,保持病室空气流通。②嘱患者注意休息:避免劳累和重体力活动,减少体力消耗,饮食上予高热量、高蛋白、高维生素、富含钙质的食物,增强抵抗力,促进机体修复能力和病灶愈合。③病情观察:观察患者临床症状的动态变化,咳嗽、咳痰有无加重,有无高热,若有高热应考虑病情加重或并发症,注意观察有无咯血等并发症。④对症护理:体温超过38.5℃时给予物理降温或按医嘱给予退热药。体温突然升高,应及时向医生报告病情变化,并做好相应医护配合,若盗汗应及时更换衣服,严防受凉。⑤观察药物疗效和副作用:WHO推荐的6种抗结核药物是异烟肼、利福平、吡嗪酰胺、链霉素、乙胺丁醇、氨硫脲或乙硫异烟胺。根据该患者的治疗方案,观察有无恶心、呕吐等胃肠反应,耳鸣、耳聋、眩晕、听力下降等听神经受损及手足麻木、皮疹等表现;定期复查血常规、肝功能;如有异常及时通知医生。⑥心理护理:该病治疗用药时间长,大多数患者依从性差,应多与患者沟通,讲解疾病的知识和预后,树立战胜疾病的信心。⑦健康教育:告知患者注意个人卫生,严禁随地吐痰,不可面对他人打喷嚏或咳嗽,以防飞沫传染;接触痰液后用流水清洗双手。严格消毒隔离患者的生活用品。嘱患者戒烟、戒酒,避免劳累和呼吸道感染。反复强调坚持规律、全程、合理用药的重要性,取得患者与家属的主动配合,指导药物毒副作用的自我观察,如有不适及时就医;不可私自停药或减少剂量。注意定期复查,以了解治疗效果和药物使用情况,以便根据病情调整治疗方案,积极防治各种传染病,防止结核病情恶化。

(邱惠萍)

▶▶▶ 同步训练 ◀◀◀

一、名词解释

　　原发综合征　　DOTS

二、常见基本问题

　　A. 控制结核病流行的基本原则是什么?

　　B. 肺结核患者咯血窒息时应如何急救?

三、填空题

　　A. 引起肺结核最主要的传播途径是(　　　　　　　)。

　　B. 肺结核化疗的2个阶段为(　　　　)和(　　　　　)阶段。

　　C. 肺结核化学治疗的原则是早期、(　　　)、(　　　)、(　　　)和(　　　　　)。

　　D. 结核病临床分型是(　　　)、(　　　)、(　　　)、(　　　)和(　　　)。

四、选择题

【A1型选择题】

1. 诊断肺结核最可靠的依据是 ·· (　　　)

　　A. 血沉增快　　　　　　　　　　B. 胸片有渗出性阴影

　　C. 结核菌素试验阳性　　　　　　D. 结核中毒症状

　　E. 痰结核菌检查阳性

2. 结核菌素试验后何时观察结果 ·· (　　　)

A.2 小时内 B.13～24 小时

C.25～36 小时 D.48～72 小时

E.72 小时以后

3.下列关于结核菌素试验中,正确的是 …………………………………………………… ( )

A.一般用 1:100 的浓度 B.阴性反应可排除结核病

C.注射后 15 分钟观察局部反应 D.阳性反应表示有活动性结核病

E.机体免疫反应受抑制时,可表现为假阴性

4.判断肺结核患者有无传染性,最重要的依据是 ………………………………………… ( )

A.痰中带血 B.病灶有空洞

C.结核菌素试验阳性 D.痰菌阳性

E.发热

5.下列关于肺结核患者咯血的叙述中,不正确的是 ……………………………………… ( )

A.应观察咯血的量、颜色、性质及出血速度

B.痰中带血主要为病灶毛细血管扩张所致

C.突然停止咯血,出现呼吸急促、烦躁不安时要考虑窒息先兆

D.咯血时取健侧卧位

E.多数患者为少量咯血,少数患者为大咯血

6.成人结核病最常见的类型是 …………………………………………………………… ( )

A.原发型肺结核 B.血行播散型肺结核

C.继发型肺结核 D.结核性胸膜炎

E.肺外结核

7.结核病化疗联用的主要目的是 ………………………………………………………… ( )

A.减少并发症 B.避免发生耐药性,增加疗效

C.避免副作用 D.可完全杀灭结核菌

E.缩短疗程

【A2 型选择题】

1.患者,男,60 岁,诊断为"肺结核",痰菌试验(＋),进行呼吸道隔离时,以下关于口罩的使用哪项错误 …………………………………………………………………………… ( )

A.应遮住口鼻部 B.不可用污染的手接触

C.潮湿时应立即更换 D.暂不使用时,污染面向外折叠放于口袋内

E.用后应立即取下

2.患者,女,32 岁,"咳嗽、痰中带血 2 周",午后手足心发热、盗汗、心悸。胸片示:右上肺大片阴影,密度不均匀,其内见一薄壁空洞,最可能的诊断是 …………………………… ( )

A.右上肺癌 B.浸润型肺结核

C.慢性纤维空洞型肺结核 D.右肺脓肿

E.右上肺炎

3.下列关于肺结核的护理措施不正确的是 ……………………………………………… ( )

A.接触痰液的手要用流动水清洗 B.督促密切接触者去医院做相关检查

C.患者咳嗽时应用餐巾纸遮住口鼻 D.护理未进行规则化疗患者时戴口罩

E.对各型肺结核患者都应进行严密隔离

4. 患者,女,22 岁,诊断为"肺结核",3 小时前突然咯血不止,最关键的护理是 ⋯⋯⋯ ( )

    A. 消除心理不良因素   B. 保持呼吸道通畅,防止窒息

    C. 减少活动,保持安静   D. 准备好急救药品和器械

    E. 做镇静、镇咳等对症处理

5. 某肺结核患者,咯血后低热持续不退,多提示 ⋯⋯⋯⋯⋯⋯⋯⋯⋯⋯ ( )

    A. 精神紧张   B. 咯血吸收   C. 病变播散   D. 支气管感染

    E. 肺结核并肺癌

6. 患者,男性,20 岁,胸痛、呼吸困难半月余,伴有乏力、低热、盗汗。体检:右下肺叩诊呈浊音,听诊呼吸音消失,胸水中分离出抗酸杆菌,诊断为结核性胸膜炎。如果给患者胸腔穿刺抽液,每次抽液量不超过 ⋯⋯⋯⋯⋯⋯⋯⋯⋯⋯⋯⋯ ( )

    A. 600ml   B. 800ml   C. 1000ml   D. 1200ml

    E. 1400ml

7. 患者,男性,23 岁,抗结核治疗 6 个月,现发现有盗汗、咳嗽、咳痰,追问病史,患者认为肺结核已治愈,于 3 个月前停药。此患者违反了抗结核治疗原则的是 ⋯⋯⋯ ( )

    A. 早期   B. 全程   C. 适量   D. 规律

    E. 联合

【A3 型选择题】

[1~2 题共用题干]　某结核病患者,中等量胸腔积液,进行胸穿抽液治疗,缓慢抽出草黄色液体 200ml 后,患者突然头晕、心悸、出汗、面色苍白、脉细弱、肢冷,血压下降至80/50mmHg。

1. 该患者目前状况应考虑为 ⋯⋯⋯⋯⋯⋯⋯⋯⋯⋯⋯⋯⋯ ( )

    A. 麻醉药过敏反应   B. 肺复张后肺水肿

    C. 胸膜反应   D. 穿破胸膜产生气胸

    E. 穿破血管导致失血性休克

2. 宜如何护理 ⋯⋯⋯⋯⋯⋯⋯⋯⋯⋯⋯⋯⋯⋯⋯⋯⋯ ( )

    A. 停止抽液,令患者平卧,并皮下注射 0.1% 肾上腺素 0.5ml

    B. 停止抽液,平卧位,补液

    C. 停止抽液,观察病情变化

    D. 停止抽液,予以利福平静注

    E. 以上处理皆不当

[3~5 题共用题干]　患者,女,63 岁,肺结核 10 年。近 1 周来痰中带血,10 分钟前咯血约 300ml 后,突然咯血中断,颜面青紫,牙关紧闭。

3. 此患者最有可能发生的并发症是 ⋯⋯⋯⋯⋯⋯⋯⋯⋯⋯⋯ ( )

    A. 出血性休克   B. 窒息   C. 肺不张   D. 肺部感染

    E. 贫血

4. 护士应立即采取的抢救措施是 ⋯⋯⋯⋯⋯⋯⋯⋯⋯⋯⋯ ( )

    A. 开放静脉,输血补液   B. 面罩吸氧

    C. 人工呼吸   D. 解除呼吸道梗阻

    E. 注射呼吸兴奋剂

5. 对于该患者应采取的体位是 ⋯⋯⋯⋯⋯⋯⋯⋯⋯⋯⋯⋯⋯ ( )

A. 健侧卧位　　　　B. 患侧卧位　　　　C. 平卧位　　　　D. 俯卧位

E. 坐位

[6～7题共用题干]　患者,男,54岁,肺结核病史6年,1天前出现咯血,血量约200ml,鲜红色。

6. 该患者目前治疗的首选药物是 ……………………………………………（　　　）

A. 止咳剂　　　　B. 镇静剂　　　　C. 凝血剂　　　　D. 垂体后叶素

E. 呼吸兴奋剂

7. 患者在治疗过程中出现腹痛、便意感、面色苍白应考虑 ……………………（　　　）

A. 垂体后叶素副作用　　　　　　B. 消化道出血

C. 腹腔感染　　　　　　　　　　D. 胃肠痉挛

E. 窒息

【参考答案】

一、名词解释

原发综合征:患原发性肺结核时,肺部原发病灶、淋巴管炎和肺门淋巴结结核称为原发综合征。

DOTS:为直接督导短程化疗英文(directly observed treatment short course chemotherapy)的简称,指对非住院肺结核患者实行全面监督化学治疗,从而可保证患者规律用药,提高治愈率。主要包括5个要素:①政府对结核病控制规划的承诺;②对所有可疑结核病症状者进行痰涂片显微镜检查;③对所有传染性的结核病患者在正确的管理方式下使用标准短化方案进行治疗;④有规律不间断的抗结核药品供应系统;⑤有督导及评估的监测系统。

二、常见基本问题

A. 控制结核病流行的基本原则是:控制传染源、切断传播途径及增强免疫力、降低易感性。①早期发现患者并登记管理,及时给予合理化疗和良好护理以控制传染源;②加强结核病的预防与宣传,注意个人卫生,严禁随地吐痰,做好结核病患者的隔离及痰液的消毒、灭菌工作,不饮用未消毒的牛奶,以切断传播途径;③给未受过结核菌感染的新生儿、儿童及青少年接种卡介苗,使人体获得对结核菌的免疫力,减少感染后的发病与减轻病情。

B. 肺结核患者咯血窒息时的急救:①应立即取头低脚高45°俯卧位,轻拍背部,迅速排出气道和口咽部的血块,或直接刺激以咳出血块;②必要时用吸痰管进行机械吸引,并给予高浓度吸氧;③做好气管插管或气管切开的准备与配合工作,以解除呼吸道阻塞。

三、填空题

A. 呼吸道飞沫传播

B. 强化　巩固

C. 联合　规律　适量　全程

D. 原发型肺结核　血行播散型肺结核　继发型肺结核　结核性胸膜炎　其他肺外结核

四、选择题

A1型选择题:1E、2D、3E、4D、5E、6C、7B

A2型选择题:1D、2B、3E、4B、5C、6C、7B

A3型选择题:1C、2A、3B、4D、5B、6D、7A

（邱惠萍）

图书在版编目(CIP)数据

传染病护理案例与同步训练 / 饶和平主编. —2 版.
—杭州：浙江大学出版社，2018.11
ISBN 978-7-308-18674-2

Ⅰ.①传… Ⅱ.①饶… Ⅲ.①传染病—护理—高等职
业教育—教学参考资料 Ⅳ.①R473.5

中国版本图书馆 CIP 数据核字(2018)第 222370 号

传染病护理案例与同步训练(第 2 版)

饶和平　主编

丛书策划	孙秀丽
责任编辑	阮海潮
封面设计	周　灵
责任校对	王安安
出版发行	浙江大学出版社
	(杭州市天目山路 148 号　邮政编码 310007)
	(网址：http://www.zjupress.com)
排　　版	杭州隆盛图文制作有限公司
印　　刷	嘉兴华源印刷厂
开　　本	787mm×1092mm　1/16
印　　张	7.25
字　　数	187 千
版 印 次	2018 年 11 月第 2 版　2018 年 11 月第 1 次印刷
书　　号	ISBN 978-7-308-18674-2
定　　价	29.00 元